荣 获

◎ 第七届统战系统出版社优秀图书奖

◎ 入选原国家新闻出版广电总局、全国老龄工作委员会
　办公室首届向全国老年人推荐优秀出版物名单

◎ 入选全国图书馆 2013 年度好书推选名单

◎ 入选农家书屋重点出版物推荐目录（2015年、2016年）

名医与您谈疾病丛书

男性性功能障碍

（第二版）

学术顾问◎钟南山　陈灏珠　郭应禄　王陇德

总　主　编◎吴少祯　葛均波　张雁灵　陆　林

执行总主编◎夏术阶　李广智

主　　　编◎李　铮　陈辉熔

中国健康传媒集团
中国医药科技出版社

内容提要

本书采用问答形式系统介绍了男性性功能障碍的防治知识，包括病因、症状、诊断、治疗、预防保健等。全书内容丰富，通俗易懂，可供患者及家属、基层临床医生阅读参考。

图书在版编目（CIP）数据

男性性功能障碍 / 李铮，陈辉熔主编 . —2 版 . —北京：中国医药科技出版社，2021.1

（名医与您谈疾病丛书）

ISBN 978-7-5067-9996-6

Ⅰ.①男… Ⅱ.①李… ②陈… Ⅲ.①男性生殖器疾病—性功能障碍—防治—问题解答 Ⅳ.① R698-44

中国版本图书馆 CIP 数据核字（2018）第 030587 号

美术编辑 陈君杞
版式设计 南博文化

出版 **中国健康传媒集团** | 中国医药科技出版社
地址 北京市海淀区文慧园北路甲 22 号
邮编 100082
电话 发行：010-62227427 邮购：010-62236938
网址 www.cmstp.com
规格 710×1000mm $^1/_{16}$
印张 9$^3/_4$
字数 135 千字
初版 2009 年 4 月第 1 版
版次 2021 年 1 月第 2 版
印次 2024 年 7 月第 3 次印刷
印刷 三河市万龙印装有限公司
经销 全国各地新华书店
书号 ISBN 978-7-5067-9996-6
定价 32.00 元

获取新书信息、投稿、为图书纠错，请扫码联系我们。

《名医与您谈疾病丛书》

编委会

《男性性功能障碍》

编委会

主　　编　李　铮　陈辉熔

副 主 编　田汝辉　孙红芳

编　　委　（按姓氏笔画排序）

　　　　　田汝辉　朱剑勇　刘裔道

　　　　　孙红芳　李　铮　陈辉熔

出版者的话

党的十八大以来，以习近平同志为核心的党中央把"健康中国"上升为国家战略。十九大报告明确提出"实施健康中国战略"，把人民健康放在优先发展的战略地位，并连续出台了多个文件和方案，《"健康中国2030"规划纲要》中就明确提出，要加大健康教育力度，普及健康科学知识，提高全民健康素养。而提高全民健康素养，有效防治疾病，有赖于知识先导策略，《名医与您谈疾病丛书》的再版，顺应时代潮流，切合民众需求，是响应和践行国家健康发展战略——普及健康科普知识的一次有益尝试，也是健康事业发展中社会治理"大处方"中的一张有效"小处方"。

本次出版是丛书的第三版，丛书前两版出版后，受到广大读者的热烈欢迎，并获得多项省部级奖项。随着新技术的不断发展，许多观念也在不断更新，丛书有必要与时俱进地更新完善。本次修订，精选了44种常见慢性病（有些属于新增病种），病种涉及神经系统疾病、呼吸系统疾病、消化系统疾病、心血管系统疾病、内分泌系统疾病、泌尿系统疾病、皮肤病、风湿类疾病、口腔疾病、精神心理疾病、妇科疾病和男科疾病等，分别从疾病常识、病因、症状表现、诊断与鉴别诊断、治疗和预防保健等方面，进行全方位的解读；写作形式上采用老百姓最喜欢的问答形式，活泼轻松，直击老百姓最关心的健康问题，全面关注患者的需求和疑问；既适用于患者及其家属全面了解疾病，也可供医务工作者向患者介绍病情和相关防治措施。

本丛书的编者队伍专业权威，主编都长期活跃在临床一线，其中不乏学科带头人等重量级名家担任主编，七位医学院士及专家（钟南山、陈灏珠、郭应禄、王陇德、葛均波、陆林、张雁灵）担任丛书的学术顾问，确保丛书内容的权威性、专业性和前沿性。本丛书的出版不仅是全体患者的福音，更是推动健康教育事业的有力举措。

本丛书立足于对疾病和健康知识的宣传、普及和推广工作，目的是使老百姓全面了解和掌握预防疾病、科学生活的相关知识和技能，希望丛书的出版对于提升全民健康素养，有效防治疾病，起到积极的推动作用。

中国医药科技出版社

2020年6月

序

随着我国经济发展与社会进步，人们对健康的重视程度不断提升，对健康知识的需求日益增长。但是科普读物的数量和种类与普及推广工作还不能满足大众需求，尤其是涉及泌尿外科学、男科学领域。由于受传统思想的影响，对于泌尿外科与男科疾病，有些人不愿因其就医或谈起，以至于延误诊疗，所以泌尿外科与男科学领域的科学普及工作尤其必要，任重道远。

为积极响应国家2030健康中国的宏伟战略，以夏术阶教授为代表的泌尿外科、男科专家团队及时出版了一系列泌尿外科、男科学科普书，具有重要意义。通过科学普及工作让大众了解人体生理特征与疾病的基础知识，及时抓住疾病的预警信号，比如通过读科普书懂得了血尿意味着什么，从而做到及时就医，合理诊治。

泌尿外科与男科学是一门研究泌尿外科疾病以及男性生殖系统结构、功能及其生理和病理过程的学科，涉及疾病广泛。从生理到病理，从诊断到治疗，认识泌尿外科与男科疾病的特点是一个复杂的过程。但是作者们以深入浅出、通俗易懂的文笔，流畅地阐明了相关疾病的病因、诊断、治疗、随访等患者关切的问题。作者们还特别重视从非医学人群中收集大家关心或想知道的疾病相关问题，这使得这套书更具有实用性和可读性。

本套科普书，适应形势，观念较新，注重实用，为推动泌尿外科及男科学知识的普及做出了实实在在的贡献。作者们三易其稿，删繁就简，反复斟酌。可谓：其文简，其义博，其理奥，其趣深，为大众奉上一份饱含心血的读物。因此，向大家推荐此书。

中国工程院院士
中华医学会泌尿外科学分会名誉主任委员
中华医学会男科学分会名誉主任委员

郭应禄

2020年2月26日

前言

现代社会，男性每天承受着来自工作和生活的巨大压力，生活环境持续恶化、工作节奏不断加快，性功能障碍患者越来越多。当年轻男性遇到勃起障碍时，由于得不到正确的诊断和治疗，常常会导致情感和家庭破裂。当中老年男性面临勃起功能障碍时，由于认识误区，得不到正确的治疗，无法享受应有的性生活快乐，或者由于没有认识到勃起障碍是机体大血管病变前期的预警，往往错失预防治疗的最佳时机，导致步入老年时心脑血管疾病危象频发。

本书以问答形式介绍了有关男性性功能障碍的各方面知识。采编时尽量选取患者最关心的问题和困惑，比如：性生活如何做到随心所欲？没有晨勃是否一定是勃起障碍？为何说手淫对勃起功能是把"双刃剑"？服用"伟哥"会上瘾吗？"伟哥"可以长期规律服用吗？勃起障碍可以彻底治愈吗？射精时间过短是否一定是早泄？"切除神经"治疗早泄靠谱吗？阴茎持续勃起也是一种病吗？冲击波"敲打"能否治疗勃起障碍？"修正"基因能治疗勃起障碍吗？"唤醒"干细胞可以彻底根治勃起障碍吗？本书希望能用最短的篇幅，解答常见的性健康问题。编写过程中尽量采用通俗易懂的语言，期望每位阅读本书的读者均能有所收获，不仅解开心中埋藏已久的性功能障碍的种种疑惑，还能够接受到全方位的男性性功能健康教育。因存在个体差异，书中涉及的药物服用方法仅供参考，请在专业医生指导下用药。

最后，十分感谢中国医药科技出版社，感谢他们的辛勤劳动和提出的许多修改意见和建议，使得本书更贴近实际，更具有可读性。最后我们也真诚欢迎我们的读者，针对本书存在的不足，提出宝贵意见，以便再版时修改完善。

编 者
2020年2月

目录

常识篇

病因篇

症状篇

检 查 篇

治疗篇

预防保健篇

常识篇

"阳痿"和勃起功能障碍是一回事吗？

勃起功能障碍在我国俗称"阳痿"，在西方国家曾被称为"性无能"，但考虑到这两种名称均带有一定的贬义，而且均不能说明这一疾病的实质，非常有必要给出一个更为合适的名字。在1993年，医学界开始采用"勃起功能障碍（Erectile Dysfunction，ED）"这一名称，由于它能从根本上说明这一疾病的实质，而且从心理上更容易为医患双方所接受，因此现在这一名称已被学术界广泛采用，并为大众所熟知。

勃起功能障碍的定义是：阴茎持续不能达到或维持充分的勃起，以致不能获得满意的性生活。也就是说，如果阴茎经常不能充分硬起来，或者虽然能插入但很快就软了，不能维持充分勃起，出现二者之一就是勃起功能障碍。特别注意"经常"这两个字，一般这个时间需要6个月。如果偶然出现上述情况，或者出现的时间很短，不要随便就诊断勃起功能障碍。根据这个定义，勃起功能障碍涉及的人群为有过性生活者。但是在男科门诊患者中，有时会遇到无性生活但怀疑有勃起功能不良的患者。对于这种情况，也有人提出了"无性生活勃起功能障碍"的概念：6个月以上无性生活且阴茎勃起硬度下降、时间缩短，缺乏勃起信心而无法尝试性生活。

为什么要关注勃起功能障碍？

一般认为，任何男性的一生中都会出现勃起失败的情况。虽然并没有发病率的确切资料，但勃起功能障碍发病率高是公认的事实。勃起功能障碍并不会危及患者的生命，但会极大地影响患者的生活质量，影响患者的自信心，严重时甚至会危及患者的家庭稳定。随着经济的发展和观念的更新，人们对性健康提出了更高的要求，世界卫生组织对现代健康的定义更进一步将这一要求上升到理论的高度，也就是人类的健康不仅仅是没有躯体疾病，而应是包含躯体、心理和社会生活在内的完美状态。

虽然勃起功能障碍是一种良性病症，甚至有学者认为不属于疾病范畴而只是一个症状，但它与身心健康密切相关，并且可能显著影响患者及其伴侣的生活质量。越来越多证据表明，勃起功能障碍可能是冠状动脉和外周血管病变的一个早期表现，将勃起功能障碍仅视为一个生活质量问题并不妥当，它还是心脑血管疾病的一个警告信号。

由于我国民众普遍缺乏相关知识，一些患者把一两次的勃起失败就当成是勃起功能障碍，并产生非常明显的心理障碍；而一些患者却将很严重的勃起功能障碍看成是衰老不可避免的自然现象而不予重视；还有一些患者认为得了勃起功能障碍就治不好或者终生需要依赖药物。这都是对勃起功能障碍认识的误区，需要果断抛弃。事实上，患有勃起功能障碍后不必惊慌失措，要及时去医院就诊。夫妻双方要互相体谅，正确对待，并向医生详细介绍病情发展变化的全过程，同时积极配合医生的治疗，积极治疗可能引起勃起功能障碍的原发疾病，这样才有利于疾病的早日康复。

哪些不良生活习惯会引起勃起功能障碍？

勃起功能障碍在现代人群中发生率越来越高，危险因素除了糖尿病、高血压、心脑血管疾病、外伤、手术损伤等原发疾病，以及精神心理和药物等因素以外，还与诸多生活中存在的不良习惯有关，这些不良生活习惯可以直接或间接地导致勃起功能障碍。

1. 大量吸烟

医学研究人员从8367名男人回答问卷的资料发现，每天吸烟超过20支的男人，患勃起功能障碍的几率比不吸烟的男人高出近40%，每天抽烟不超过20支的男性比不吸烟男性患性功能障碍的几率高出24%。一些流行病学研究提示吸烟是动脉性勃起功能障碍的独立危险因素，且可能协同或增强其他危险因子的作用。但也有其他研究有不同的结果，在排除心血管病、精神心理疾病、激素、药物、婚姻、种族和年龄等相关因素后，吸烟量的大小和吸烟史的长短与勃起功能障碍都没有关联。

2. 经常饮酒

人们的一般经验认为，酒精可提高性欲，但降低勃起功能，有研究发现54%的慢性酒精中毒者存在勃起功能障碍，酒精和非酒精性肝病患者勃起功能障碍患病率分别为70%和25%。有报道长期饮酒37年以上者，且戒酒多年不能恢复勃起功能。由于酒能让前列腺充血，所以经常喝酒的男性最容易患上前列腺炎，而前列腺炎又会挤压尿道，这就形成了尿等待、尿不尽等症状，而且前列腺炎本身也容易造成勃起功能障碍，因此，应酬太多、经常喝酒的男人面临勃起功能障碍和前列腺炎的双重威胁。

3. 性活动过于频繁

这在年轻人中最为常见，年轻人性欲需求旺盛，刚刚学会手淫或刚刚开始有性生活时，往往不知节制，过度手淫或过度性生活，对自己的身体健康进行无限量的透支。每天多次进行手淫或性生活，不到精疲力尽不思罢休。在如此频繁的手淫或性生活的情况下，性系统、性器官长期处于超负荷工作状态，造成性系统负荷过重、性器官长期充血，没有足够的休息和恢复时间。长期下去，不堪重负的性系统出现功能紊乱，勃起功能受到抑制、关闭，导致勃起功能障碍的出现。

4. 经常熬夜

睡眠对每个人都很重要，它可使人体脏器在劳累后得到充分的休息。

如果睡眠不好，则可表现为全身各个脏器的不适，男性性功能障碍难逃其"魔爪"。长期熬夜会让阴阳失衡、阳气受损，因此，每一个爱护身体的男性朋友最好都遵循自然规律，夜间11点前入睡，天亮就起床，夜间是排毒和恢复体力的最好时间，因此男性尽量要避免熬夜。经常熬夜会打乱人体正常的内分泌系统，干扰人体睾酮正常的昼夜节律性分泌规律。

5. 缺乏运动

研究证明，在中年期开始锻炼的男性与静坐男性相比勃起功能障碍的风险降低70%。一项患中度勃起功能障碍的肥胖男性的多中心、随机、开放性研究，经过2年的高强度运动后，体重减轻组与一个对照组进行比较，在生活方式（运动）干预组中观察到了体重指数、体力活动评分以及勃起功能的显著改善。

过度疲劳或过度用脑：忧郁不安、紧张等所致的心因性疲劳会干扰人体大脑性欲的唤起，使得大脑功能大大地降低，从而抑制了性兴趣、皮层边缘系统情感中枢兴奋性降低，以及垂体的促性腺激素和睾丸的雄激素分泌减少。

服用哪些药物会增加勃起功能障碍的风险？

一般认为，许多药物都与勃起功能障碍相关。与勃起功能障碍有关的药物多来自医师临床经验、个案报道和药物企业临床试验，尚缺乏严格的对照研究。在一组门诊患者调查中发现，药物相关 勃起功能障碍约占全部勃起功能障碍的25%。研究发现，应用降糖药、降压药、心脏病药和扩张血管药的患者，重度勃起功能障碍的患病率分别为26%、14%、28%和36%，前三种药物所引起的勃起功能障碍患病率几乎与疾病本身引起的勃起功能障碍患病率相似。

1. 抗高血压药物

抗高血压药物是引起勃起功能障碍的常见原因，几乎所有降压药都与勃起功能障碍相关，降压药使血压降低，阴茎动脉血流量不足以产生或维持勃起。易引起勃起功能障碍的降压药包括 β 受体阻滞剂、噻嗪类利尿药、利血平、肼苯哒嗪、胍乙啶、钙通道阻滞剂等，其机制为降低大动脉血压，使阴茎血流灌注不足，导致勃起不能维持。但是，在一项双盲随机对照研究中观察557名45~69岁高血压男性，服用安慰剂或降压药，药物包括心得安、阿洛地平、氯噻酮、多沙唑嗪、依那普利，随访24、48个月时ED发病率分别为9.5%和14.7%，随访24个月发现氯噻酮组发病率较安慰剂组高，其他药物并未显示与勃起功能障碍明确的相关性。

2. 抗精神病药物

主要包括吩噻嗪类如氯丙嗪、奋乃静，三环类抗抑郁药如帕罗西汀、阿米替林，锂盐类药物如碳酸锂，5-羟色胺再摄取抑制剂（SSRIs）等，可引起性欲下降、勃起功能及射精功能障碍，主要的机制有：拮抗下丘脑和垂体的多巴胺通路，进而影响催乳素和雄激素的分泌致使性欲减退；拮抗乙酰胆碱效能导致阴茎内去甲肾上腺素能纤维去抑制兴奋及NO-cGMP通路阻断，血液进入海绵体减少，从而引起勃起功能障碍；拮抗 α-去甲肾上腺素能受体导致射精延迟或不能，甚至逆行射精。抗精神病药导致的性功能障碍往往与所用药物的剂量和疗程有关，剂量越大、疗程越长，越易影响性功能。但一般是可逆的，当剂量减少或停药时，性功能障碍可以缓解或恢复。有些抗精神病药物会引起勃起功能障碍，但也能通过缓解精神症状而增强射精的控制力，比如临床上利用SSRIs延迟射精的不良反应来治疗早泄，其中的药物包括氯米帕明、氟西汀、舍曲林、帕罗西汀等。

3. 精神兴奋剂

使用精神兴奋类制剂如酒精、尼古丁、可卡因、海洛因、大麻等会引起性功能障碍。人们常常对酒精影响勃起功能产生疑问，"喝酒以后不是更容易性兴奋吗？"酒精可以增加性欲，但是酗酒却会影响勃起功能，降低阴茎勃起硬度。酗酒伤害睾丸间质细胞，引起睾丸萎缩，性欲低下，男性乳房发育及阳痿。烟和酒对性功能的影响是可逆性的，戒除烟酒后大多数人的性功能可逐渐恢复至正常水平。可卡因类药物有性兴奋作用，包括增加性欲，增强阴茎勃起的硬度和持久性，并能增强男性和女性性欲高潮。

4. 镇静类药

由于现代人的工作压力太大，往往会服一些如安定、安宁、利眠宁等镇静催眠药用以减轻焦虑、失眠。若长期使用，可能会降低性反应和性欲，导致性欲减退。鲁米那和速可眠等镇静催眠药长期使用后，会使男性患者出现性欲减退、阳痿或性高潮丧失。苯妥英钠可引起男性乳房症，女性多毛症。抗组胺药扑尔敏、苯海拉明、非那根和多巴胺阻断剂氟奋乃静等因有镇静作用，均可降低男性性功能，可致性欲减退。

5. 抗雄激素类或激素类药

这类药物主要包括因前列腺癌需要使用的药物如雌二醇、氟他胺、康士得、抑那通、达菲林等。雌二醇、炔雌醇等雌激素用于男性前列腺癌时，可使性欲迅速减退或消失。若长期大量应用甲基睾丸素、丙酸睾丸酮等，会使睾丸萎缩，精子与精液减少，影响性欲。强的松（泼尼松）每日剂量达到30mg时，可影响精子生成。氢化泼尼松可导致精液缺乏症。非那雄胺除了可以治疗老年前列腺增生，还被用于预防和治疗青年男性脱发，研究显示1.4%患者服用非那雄胺后发生ED，而安慰剂对照组仅0.9%发生ED。最近有研究报道了71例服用非那雄胺治疗男性脱发而导致的不可逆性性功能障碍，年龄为21~46岁，其中92%患者为ED。

6. 胃肠道药物

西咪替丁、雷尼替丁、尼扎替丁是一类使用得非常广泛的胃肠道药物，主要用于治疗消化性溃疡。越来越多的病例报告指出，它们因作用于垂体前叶的多巴胺受体，可引起丘脑下部–垂体–性腺功能紊乱，长期服用西咪替丁的男性青年可以出现ED、妨碍精子生成、男子女性乳房发育。

7. 非甾体消炎镇痛药

消炎痛、非那西汀、保泰松等抗炎药长期使用抑制前列腺素（PG）合成酶，减少PG合成，引起睾丸萎缩、精子形成抑制及男子不孕症。

8. 中药制剂

安宫牛黄丸、牛黄上清丸、朱砂安神丸、龙胆泻肝丸等清热泻火药和镇静安神药在解除人体的热毒症状同时，常会使患者的性欲降低。与此同时，中药的滋阴补阳药和益气补血药对性功能的提高作用较为显著，如六味地黄丸、金匮肾气丸、生脉饮等能够提高男女的性机能。

为什么说滥用壮阳药会导致勃起功能障碍？

长期以来，人们总认为勃起功能障碍（阳痿）是由于肾亏所致。其实不然，据调查研究发现，我国阳痿患者的发生率占男子人群的10%左右。其中50岁以下（包括青壮年）患者的病因很复杂，功能性（又称心理性）阳痿占60%~80%，器质性阳痿占20%~40%，药物性阳痿占15%，器质性阳痿中单纯因性激素异常者仅占16%。

国内所谓壮阳药，是一类具有温补肾阳、补益精髓、强壮筋骨、兴奋性功能治疗阳虚证的中药，如人参、鹿茸、海马、肉桂、附子、肉苁蓉、淫羊藿、蛇床子、阳起石、海狗肾以及多种动物鞭等。

有些人患阳痿后，经向医生咨询，服用某些温肾壮阳类药物，病情已基本好转，但期望过高，仍不满意，于是自购鹿茸、海马、海狗肾等大量服用。甚至有的患者在没有明确"雄性激素不足"的情况下，滥用含有雄性激素的中西药，一段时间内，果然性功能大大加强，以为药到病除，孰料好景不长，又再度出现阳痿，而且病情比未用壮阳药前还要严重，形成"负反馈"效应，使人体本身的促性腺激素分泌明显减少或停止，从而导致性腺功能减弱乃至萎缩，出现性欲减退或消失，造成难以逆转的勃起功能障碍。

市面上还有另一类"壮阳药"，药物构成成分说明是一些补肾类的中药成分，实际上是添加了剂量不等的某些西药成分，比如西地那非和他达拉非，甚至含有大量雄性激素类成分。尽管开始服用时效果很好，但由于相信"中药长期服用没有任何副作用"，而忽视了里面实际上有大量西药成分，长久服用后可以造成体内的生殖内分泌系统失调，最终导致性腺功能下降。肾阳虚患者若能合理应用壮阳药，确实可以治疗阳痿、早泄、遗精、性欲减退等症，但是务必到正规医院请专科医生，尤其是有经验的中医男科医师通过辨证论治，制定进补方案，以治愈疾病，解除痛苦。

勃起功能障碍最容易青睐哪些人群？

现代医学认为勃起功能障碍的病因与精神因素和器质性因素有关。精神因素包括发育过程中所受的影响，如儿童期性问题上的精神创伤、强迫性的活动，性欲倒错等。器质性因素包括了内分泌性、神经性与血管性，如糖尿病、甲状腺功能减退、甲状腺功能亢进、原发性性腺功能不全、慢性肾功能衰竭、外伤、手术创伤等均可导致本病。根据这些病因，勃起功能障碍最容易"青睐"以下几类人群：

1. 性活动过于频繁（过度手淫和性生活过度）

这在年轻人中最为常见，年轻人性欲需求旺盛，不知节制过度手淫或过度性生活，对自己的身体健康进行无限量的透支。不少出现阳痿的患者往往每天多次进行手淫或性生活，不到精疲力尽不思罢休。在如此频繁的手淫或性生活的情况下，内分泌系统和性器官长期处于超负荷工作状态，造成性系统负荷过重、性器官长期充血，没有足够的休息、恢复时间。长期下去，不堪重负的性系统出现功能紊乱，勃起功能受到抑制、导致勃起功能障碍的出现。

2. 长期早泄

相当一部分人出现勃起功能障碍是由于长期早泄引起的。出现早泄后，男子的自信心、自尊心是受到极大的打击的，而且这种低质量的性生活也影响夫妻间的感情，也降低了双方对这种低质量性生活的欲求。逐渐地，男子就会出现不应期延迟，射精后能够再次勃起的时间逐渐延长。最终，阴茎勃起功能受到抑制，出现勃起功能障碍。

3. 偶然失败后的心理阴影

男子阴茎的勃起不随意性决定了性交未必一定每次都能够百分之百成功的。特别是在身体疲劳、精神不佳、心情不好、精神紧张或性交环境差等因素的影响下，偶然出现一次性交失败是正常的。此时不应担心和怀疑自己，好好调节、休息一段时间就会恢复正常的。也有部分人对此认识不足，怀疑担心自己"失去"性能力而产生恐惧，留下了心理阴影。在这种心理压力下，陷入恶性循环中，最后真的出现了功能性勃起功能障碍。

4. 工作生活压力太大

在日常生活中，人体内的神经、内分泌系统是深受人的行为、观念、精神压力等等相关因素影响的，比如工作责任重、压力太大、神经长期处于高度紧张状态、长期面临生活困境、经济出现危机等，这些因素如果长期存在，就会压抑人的性欲需求，出现勃起功能障碍。

5. 体质虚弱

性欲需求实质上是"生命能量的冲动"，是需要有一个良好的身体基础的。一些人特别是城市白领阶层长期缺乏体力活动，缺乏运动锻练，体质虚弱甚至处于"亚健康状态"。此时他们的性欲需求本身就比正常人低，即使过性生活时也力不从心，草草结束，根本无法体验到性生活的乐趣，最后慢慢失去了对性生活的兴趣，出现勃起功能障碍。

6. 身体肥胖

肥胖常与性功能减退同时存在，两者的因果关系目前尚不完全清楚，其原因可能是由于肥胖易患糖尿病、高血压、心脑血管疾病。肥胖者一般都有血脂代谢紊乱而出现高胆固醇和高甘油三酯血症，这些疾病本身就会使体内代谢紊乱。正常男子体内存在少量雌激素，这些雌性激素大部分由雄性激素转变而来。血中的雌激素虽然很微量，可它对垂体分泌促性腺激素和睾丸分泌睾丸酮有着重要的调节作用。肥胖者体内脂肪的增加，脂肪组织内的芳香化酶，可以使雄性激素较多地转化为雌激素，血中浓度可增加1倍左右，雄性激素就相对地或绝对地减少，表现为性欲的减退，勃起性交功能减弱或丧失，也会出现射精功能的障碍。另外，一般的肥胖对性功能不会产生明显影响，但如果体重过重，导致在性交过程中的性交困难，从形象和自信心上也会出现问题，从精神因素上导致勃起功能障碍。

为什么说手淫对勃起功能是把"双刃剑"?

关于自慰(手淫),似乎是一个永恒的话题。民间就有"一滴精十滴血"之说,但现代医学认为,适当的自慰并不伤害健康,而且还可以起到缓解性压抑的作用。但任何事物都有个度,过于频繁、方法不当的自慰,同样会损害身心健康。假如频繁手淫,成为习惯,甚至认为手淫可以代替性生活,容易造成精神负担而难以自拔,产生内疚和自责心理,导致精神上的损害。从医学上来说,自慰是性压抑的释放,是人的一种生理本能,不用太多虑。一个性发育正常的男性,不可避免地经常发生性冲动,生殖系统同样随着每次性冲动而发生相应的变化,比如每次性兴奋时,前列腺和精囊都发生高度充血,直到射精后才可逐渐恢复正常。当一个男性较长时间内不发生射精行为时,精囊会持续处于一种满盈的高张力状态,容易诱发非细菌性前列腺炎。因此,对于未婚男性以及夫妻异地生活的已婚男性来说,适度自慰是有好处的。

许多勃起功能障碍患者自己把原因归结于少年时期或婚前的自慰习惯,实际上这些患者大部分是心理性ED,主要是由于患者长期的心理自责、负疚情绪引起的。但是也有研究显示,随着自慰频率、自慰病程、自慰强度的增加,阴茎静脉回流障碍导致静脉性ED的危险性也随之增加。性自慰时阴茎所受到的刺激强度往往大于正常性交的强度,更易造成阴茎的损伤。有学者对性自慰专门研究后发现,性自慰时经常伴有包皮水肿、阴茎胀痛和麻木等不适症状的患者发生静脉性ED风险增加。除此之外,过度自慰可造成一些泌尿生殖系疾病、性神经衰弱等。自慰时如用力过度,会导致阴茎的敏感度降低,同时引发精神紧张、思想负担过重等症状,严重时可导致阳痿。由此可见,手淫对勃起功能是把十足的"双刃剑"。

因此,自慰一定不要过度。怎样才算适度?由于每个人都有个体差异,没有一定的标准。一是自慰频率方面,只要手淫后不感到疲乏,不会影响第二天正常的工作生活,那就是适度的。二是自慰强度方面,不要追求过度刺激。有的男性为了追求更大的性刺激，会尝试另类的自慰方式，如异物自慰等，他们在以后正常的两性性生活中会感到索然无味，出现难以射精，甚至勃起困难。

阴茎长"痘痘"会妨碍阴茎勃起吗？

男士有时无意中发现阴茎皮下长了"痘痘"，它不像长在人们脸上的痘痘，而是隐藏在阴茎皮肤的深处，用手才可以触摸到。这类阴茎皮肤深处的结节是一种纤维性硬结组织，大小不等，有时成串排列，有时成条索状，有时环绕阴茎一圈，可能在勃起时伴有阴茎疼痛，有时勃起时阴茎体有弯曲，偏向"痘痘"的一侧。这种阴茎体上长结节的疾病，首先是被一个叫Peyronie的外国学者发现的，后来人们为了纪念他发现这种疾病，以他的名字命名这种疾病，因此，称为Peyronie病（Peyronie's disease，PD）。Peyronie病又称阴茎硬结症或者阴茎纤维性海绵体炎，是一种获得性阴茎结缔组织疾病，累及阴茎海绵体白膜及毗邻间隙组织。PD发病率在1%~4%，多见于40岁以上。PD发病通常认为存在多因素病因：男性在性交过程中急性或反复的微损伤使得遗传易感人群的阴茎白膜出现内外两层剥离改变、微血管损伤、出血激活炎性信号和纤维化信号通路。PD临床表现为疼痛、斑块、阴茎弯曲和勃起功能障碍，造成患者极大的精神压力，会严重影响患者和性伴侣的生活质量。根据研究显示，阴茎硬结症与勃起功能障碍关系密切，40岁以下PD患者ED发生率为21%。阴茎硬结症发生勃起功能障碍的原因包括阴茎白膜下的大面积斑块、阴茎静脉阻塞功能下降、海绵体动脉血流减少。当阴茎勃起发生明显疼痛时，患者经常由于疼痛明显而出现阴茎疲软，这是由于疼痛导致机体交感神经紧张，阴茎血管收缩，导致流入阴茎的血流减少。当阴茎弯曲明显时也可造成插入困难，从而不能完成性交，这不能称为勃起功能障碍，只能说是插入障碍，只要通过手术解决了阴茎弯曲畸形，就可以满意完成性交。在相当多的情况下，当患者发现自己阴茎长了"痘痘"，心里担心是得了什么奇怪的疾病，存在一定的心理负担。有研究显示，PD患者的心理影响集中表现在四个方面：自贬形象、性功能障碍、疼痛不适和社交孤独。因此，PD患者导致勃起功能障碍并不是单一因素引起的，而是多种因素的综合结果。

为何不能乱用、滥用伟哥类药物？

伟哥类药物是指以西地那非（俗称伟哥）为代表的一类治疗勃起功能障碍非常有效的药物。西地那非是一种5型磷酸二酯酶（PDE$_5$）抑制剂，目前已经有4种5型磷酸二酯酶抑制剂，包括西地那非、伐地那非、他达拉非和阿伐那非，其中西地那非就是大名鼎鼎的"伟哥"，又称万艾可。由于这类药物口服方便和疗效显著，迅速风靡全球。然而，由于PDE$_5$抑制剂对血管平滑肌具有松弛作用，同时也具有潜在的降低血压的可能，当PDE$_5$抑制剂与同样具有扩张血管平滑肌作用的硝酸酯类药物合用时可造成致命的低血压，严重危及生命。因此必须强调5型磷酸二酯酶（PDE$_5$）抑制剂禁忌与任何剂型的有机硝酸酯类药物合用，这类禁忌合用的药物主要有：普通型硝酸异山梨酯（消心痛）、慢释放型硝酸异山梨酯（消心痛）、长效单硝酸异山梨酯（心痛治）、异乐治等。其次，PDE$_5$抑制剂本身并不能增强性欲，服用者只有在受到性刺激后，它才发挥作用，有的患者服用小剂量后无效，不知道是服用方法的问题，以为是剂量不够，就擅自增加剂量。因此，千万不能"乱用、滥用"5型磷酸二酯酶抑制剂，不适合使用PDE$_5$抑制剂的人群主要有以下几类：

正在使用任何种类的硝酸酯类（如硝酸甘油、二硝酸异山梨醇酯和5-单硝酸异山梨醇酯或NO供体如硝普钠）的人群属于绝对禁忌。

急性冠状动脉综合征，或冠心病明显缺血，有心力衰竭等不宜进行性生活者。

半年内有急性心肌梗死、脑卒中（中风）或威胁生命的心律失常患者。

有严重低血压（<90/50mmHg）或者有低血压、低血容量危险的患者。

有遗传性视网膜病变（如视网膜色素病变）的患者。

有严重肝、肾功能障碍的患者。

服用多种药物联合抗高血压治疗方案的患者，可能发生低血压反应。

患者正使用一些能延长西地那非半衰期的药物，如红霉素、西咪替丁等。

服用伟哥会上瘾吗?

要了解这个问题，首先让我们了解下什么是药物成瘾性。药物成瘾性又称药物依赖性。可成瘾的药物往往会带来精神上的欣快感、心理上的满足感、止痛等作用。当停用后患者表现出一种强迫性地要连续或定期使用该药的行为和其他反应。这类药物被人们所知晓的比如有：吗啡、杜冷丁、海洛因等等。通常由于药物滥用而引起药物成瘾。

那么，为什么会产生呢？主要来自这么一种独特的治疗现象：当患者在服用伟哥治疗期间，伟哥是有效的，但是伟哥治疗一段时间后停止服用时，还是和治疗前一样阴茎不能勃起，似乎已经对伟哥有依赖性了。停止服用伟哥后，患者只是没有出现期望的勃起从而完成性交，仅仅是没有效果，并没有一种强迫需要使用伟哥的心理冲动。显然，按照药物成瘾的定义，这不是伟哥成瘾。

只是因为ED的病因依然没有得到完全根治，还需要伟哥来治疗。目前除了明确的心理性ED、内分泌性ED和年轻的血管性ED可以治愈外，大部分器质性ED病因复杂，除了阴茎支撑体植入手术是治愈ED的方法，尚没有找到其他完全治愈ED的方法。

从伟哥的作用机理分析，并不存在药物成瘾的机制。伟哥服用后一定时间内，必须在性刺激下药物才能发挥作用，可以促使血液流入阴茎体，增强勃起硬度。这类药物并不会带来精神上的欣快感，且不会增加性欲，仅起到扩张局部血管的作用，由此并不会产生成瘾性。有学者检索并查阅了世界卫生组织药物不良反应数据库，并分析比较3种"伟哥"的不良反应，结果也没有发现有关其成瘾性的报告。

男性勃起功能障碍为何要"夫妻同治"?

当男子遭遇ED时，必将影响到他们的家庭，尤其是性伴侣，ED对于患者的女性伴侣同样造成了严重的身心影响，而他们最需要的支持和帮助也来自于伴侣。女性伴侣对发生在男人身上的问题怎样认识、将采取什么样的态度、是否能积极参与到男人疾病的康复过程等，都至关重要，甚至可以起到决定性作用。ED不是患者一个人的问题，而是夫妻双方共同的问题，需要夫妻一起面对。当男性遭遇到勃起功能障碍的性健康问题时，女性有重大责任和义务，女性是男性勃起功能障碍的被影响者和关注者、直接制造者、勃起功能康复的直接参与者和最终获益者。

当男子遭遇ED时，女性伴侣是最贴心的"医生"，女性伴侣的积极参与，必将有效克服男人的ED，让夫妻重新感受幸福。"夫妻同治"的理念在ED诊治中体现得十分充分，夫妻二人一同进入诊室，与男科医生面对面交谈，然后在医生的指导下共同接受治疗，或者一方接受治疗而对方默契配合。多数泌尿男科专家都认识到，只有大力宣传"夫妻同治"的理念，让夫妻两人都能客观地面对自身问题，才能真正让ED男人摆脱病痛。因此，以女性为中心的治疗模式可能成为ED治疗的新思路和突破点。

勃起功能障碍可以治愈吗?

勃起功能障碍治疗的最后结果应该包括治愈、好转和无效三种结局，是否能治愈是所有ED患者最关心的问题。由于ED的病因复杂，涉及到心理和生理的各个方面，一般认为，ED是可以有效治疗的，但是往往无法治愈。对于青壮年男性且没有明显其他严重危害性健康疾病的ED患者，绝大多数可以实现彻底治愈目标；对于许多老年男性ED患者，尤其是同时合并一些慢性疾病者，期望彻底摆脱ED不太现实，而选择最佳的药物治疗策略及其他方法帮助他们临时性地解决性生活问题，并不难实现；对于少数合并严重心血管、内分泌等系统疾病的ED患者，现行的治疗手段难以满足患者的要求，需要探索更加具有针对性和有效性的治疗方法。

目前国内外广泛开展ED的各种治疗方法，普遍将ED治疗目的定位于完成满意性生活的基础上。ED是可以治疗的疾病，甚至是可以治愈的疾病，可能治愈的ED患者有以下几类情形：年轻患者的心理性ED和创伤后动脉性ED；内分泌性ED（如性腺功能减退症和高泌乳素血症导致睾酮不足），对这些ED患者采用特定治疗方法，可能达到治愈的目的。

但是，对于多数ED患者的治疗，恢复自主勃起及不依赖药物的性生活是其理想目标，将治标和治本进行有机的整合可望获得满意疗效。目前有研究显示，长期小剂量的PDE5抑制剂治疗具有一定优势，通过改善阴茎海绵体平滑肌的氧供和血供、改善血管内皮功能、减少海绵体平滑肌细胞的纤维化和凋亡、增加夜间勃起，有望彻底治愈ED，恢复患者的自主性勃起。

对于那些药物或器械治疗无效的ED患者，目前最终的治疗方法为阴茎假体植入术，这是一种半永久性彻底治愈方法。假体植入具有最高满意率，患者满意率92%~100%，伴侣满意度达91%~95%，阴茎假体植入后3个月时的治疗满意度的勃起功能评分持续改善，手术后6~12个月继续保持稳定。

目前有研究显示，采用低能量冲击波治疗ED可以使得部分ED患者恢复勃起功能，疗效可以维持3个月，甚至6个月，可能机理是局部阴茎海绵体组织受到一定低能量刺激后，激活局部的干细胞，可以促使阴茎血管内皮细胞或平滑肌细胞增殖，甚至使得受损神经细胞恢复。

未来的基因和干细胞治疗有望成为彻底治愈ED的手段，但是目前仍处于实验室阶段，而且也受到一定伦理限制，离实际临床运用还有一段距离。相信，经过科学家们的不懈努力，在不久的将来，我们可以通过局部注射干细胞或目的基因，采用这样一种种简单的方法，就可以彻底让ED患者远离勃起功能障碍的烦恼。

ED是影响男性生殖健康的重要因素，与心血管疾病、内分泌及代谢疾病、精神心理疾病等密切相关。因此，ED作为一种疾病需要有计划、按疗程进行系统治疗；强调综合治疗和对诱发ED原发疾病的有效控制，包括改善内皮功能、营养神经血管、纠正性腺功能低下等；精神心理支持有助于患者的全面康复，增强自信心、打消对勃起的顾虑等将有助于恢复勃起能力。

怎么才算是早泄？

早泄也是常见的男子性功能障碍之一，其发病率仅次于勃起功能障碍，为30%~40%。关于我国男性早泄发病率的报道很少，普遍数据要比国外略为低些。由此可见，对于早泄的问题，如同勃起功能障碍，在我国尚未得到足够的重视。事实上，早泄是一个相对的概念，是男性的射精潜伏期过短和女性的性高潮潜伏期过长的结果。根据早泄的临床表现来看，主要是在性交时，阴茎或尚未与女方接触、刚接触、接触不久、或没有几次性交摩擦动作，即发生射精。由于射精出现的快慢要涉及每对夫妇的年龄、体质、疾病、性交频率、性交经验、性交兴趣、性交环境、以及女方的性感受、性要求等多方面因素，问题就显得太复杂了。

国际性学会将早泄定义为：作为一种性功能障碍，其特征为阴茎插入阴道内1分钟或未能插入即发生射精；患者在几乎所有的性交中均不能控制或延迟射精；患者伴有焦虑、烦恼、挫折感以至于避免进行性生活。

为了让人们有一个大致上的时间概念，现代医学还是提供了一个参考标准：按阴茎置入女方阴道，随即开始性交动作至射精，完成这个生理过程的大致时间，也就是射精潜伏期，正常2~6分钟，稍长或稍短一些也可以。换句话说，健康成年人，在性交2~6分钟时射精，属于正常范围，只要不偏离这个时间段太多，不能算作是病态。有了这样一个大致的标准，医师对于射精过快者是否要治疗，也就有了判断依据。目前国内外许多医疗机构的日常临床工作中，也大致按这个时间观念，对询问者给予解释，对病家进行处理。

不射精就不能生育了吗？

如果男人不能将精液射出体外，也就不能将精子自然输送到女方的阴道内，无法提供精子和卵子自然结合的机会，就不能通过性交方式达到让女方自然怀孕的目的。治疗无效的不射精症患者可采用辅助生殖技术获得生育机会。目前可以通过以下两种方法来获得自身的精子，达到生育的目的。

（1）夫精人工授精（AIH）：如果性交不射精，手淫能排精的患者，在妻子排卵期，采用手淫方式取精，经实验室优化处理后行宫腔内人工授精（IUI）。如果性交不射精，也无手淫排精，可采用直肠探头电刺激诱发射精。收集到的精液如果精子浓度和精子质量允许做AIH，可采用AIH术；如果精子的密度和质量较低，可选择体外受精–胚胎移植（IVF-ET）。

（2）附睾或睾丸穿刺取精做卵胞浆内单精子注射：当上述方法均不奏效，可采用附睾或睾丸穿刺取精的方法，收集精子供卵胞浆内单精子注射（ICSI）使用。

阴茎持续勃起也是一种病吗？

众所周知，阴茎里有丰富的海绵体组织，当这些海绵体充血时，阴茎便坚硬勃起，现代医学证实，在某些发病因素刺激下，阴茎海绵体的动脉会持久扩张，而静脉会持久收缩，造成持久的充血状态，时间一长影响阴茎的血液循环和氧的供应，阴茎会明显肿胀与疼痛。正常男性在有性欲和持续性刺激或性行为时阴茎能持续勃起数分钟甚至长达1小时，在射精后很快即疲软，如没有射精，也会在1个小时内疲软，这是人体的一种自我保护机制，好比水箱里的水要不定期时常更替，以避免水质变坏。而如果阴茎持续勃起已过了1小时，超过2~4小时，并且伴有疼痛感，这就不正常了。1824年国外学者首先发现这种持续勃起的罕见病症后，不知叫它什么病名好，后来想到神话传说中希腊神的阴茎（希腊文为Priapus），被古代人视为生育力、农业生产和狩猎的保护神，该神及其阴茎也被夸张地刻在木柱上，耸立在田野、果园，作为神的偶像崇拜。因此他就把持续勃起命名为Priapism，一直沿用至今。中文译名则是根据实际病情意译的，称为阴茎异常勃起或阴茎痛性勃起。

阴茎异常勃起发生的原理，过去都认为是阴茎海绵体的静脉流出道阻塞引起血液淤滞。海绵体内的血液淤滞后，血液的黏稠度就升高，血中含氧量减低，酸碱度下降而变酸，二氧化碳含量上升，进一步使海绵窦与海绵窦之间的间质水肿，最终导致静脉血管栓塞、血液凝固、血凝块机化而使海绵体纤维化，海绵体就变成一个实心的索条，再也不能充血勃起。

病因篇

性欲低下的常见原因是什么?

当成年男性出现性欲淡漠,性生活频率低,缺乏性快感,同时缺乏性活动的主观愿望,即使性生活被剥夺时也不会有挫折感,上述表现持续时间半年以上时要考虑男性性欲低下。男性性欲低下患病率大约15%,常伴有精神抑郁、情绪低落等神经衰弱症状,也常常与其他男科疾病并发,如勃起功能障碍和早泄等,且相互影响,互为因果。

引起性欲低下的原因复杂,身体体质差、全身系统性疾病(如内分泌系统、神经系统等)、精神因素以及年龄老化等均可导致性欲低下。那么,引起性欲低下的最常见原因是什么呢?很多性欲低下患者,平时感觉身体没有什么病,生活工作照常,能吃能喝能睡,去医院检查一圈下来,没有发现任何疾病,就是感觉性欲下降,对性生活没有要求,严重影响了正常的家庭夫妻关系。实际上,引起性欲低下的原因大体上分为功能性和器质性两大类,而引起性欲低下的主要为功能性原因,就是身体没有任何器官发生了疾病,只是自身的精神心理环节出现了问题。精神心理原因来自于以下几种常见因素:精神因素、社会因素、情境因素和医源性因素。①精神因素:精神因素是引起性欲低下最为常见的因素。精神心理状态或社会、人际环境的关系抑制性欲的产生。心理素质较为脆弱紧张者,更易受外界影响,产生焦虑和压抑交织反复存在的心理紊乱状态,干扰大脑皮质的功能,而导致性欲低下。常见原因有性教育错误、性知识缺乏、性生活紧张、性交挫败引起精神创伤和恐惧、婚外性生活导致负疚心理等。②社会因素：现代生活节奏快、工作压力大、竞争激烈以及人际关系不协调会影响性欲。③情境因素：场合不合适、性交姿势影响性交配合。④医源性因素：医生不恰当地做出性功能障碍的诊断，或患者自己错误地做出此诊断。

人体哪些疾病会导致性欲低下？

有些性欲低下患者，去医院求诊，往往可以发现身体某些器官或系统出现了功能异常，这些疾病可能是性欲低下的元凶。因人们自身机体出现了器质性病变，从而导致性欲低下，称之为器质性原因。这些器质性原因是指因患内分泌功能障碍、全身性疾病、神经系统疾病、男性生殖系统疾病、药物性因素等引起的性欲低下。

1. 内分泌系统疾病

下丘脑-垂体-性腺轴的功能对维持正常的性欲至关重要，当性腺轴功能紊乱出现雄激素水平低下时，可导致男性性欲低下。病变部位在睾丸者称为原发性性腺功能减退症，这类患者大多有严重的不可逆转的睾丸功能损害，如Klinefelter综合征、流行性腮腺炎后睾丸炎、睾丸外伤与睾丸扭转致睾丸萎缩。病变部位在下丘脑或垂体者，称继发性性性腺功能减退，如Kallmann综合征、单纯性LH缺乏症、单纯FSH缺乏症、垂体功能低下、垂体肿瘤和高泌乳素血症等。甲状腺功能减退者的基础能量代谢降低，性活动的主动性降低，同时可能合并雄激素低下，表现为性欲低下。肾上腺Cushing综合征患者也可造成继发性睾丸功能减退，导致性欲下降。糖尿病也可一定程度导致性腺功能低下，并引起内分泌紊乱，导致性欲下降。

2. 神经系统疾病

中枢神经系统病变所引起的勃起功能障碍和射精障碍会影响患者对性生活的自信心，一部分患者还担心性生活会引起血压升高、心率加快、脑血管负荷加重，使脑出血性疾病复发，从而减少性交的次数。

3. 男性生殖系统疾病

急慢性前列腺炎、前列腺增生、尿道损伤、阴茎发育不全、包茎、阴茎硬结症、隐睾、睾丸或精索鞘膜积液、附睾结核、生殖器肿瘤等，可以通过器质性、心理性或混合性因素对性交造成一定负面影响，导致性欲低下。

4. 全身慢性疾病

大多数全身慢性疾病都会导致男性性功能低下。慢性肝炎发展为肝硬化后，肝脏对雌激素灭活功能下降，反馈性抑制垂体前叶的分泌功能，造成全身雄激素水平的下降，雌/雄激素比例失衡，导致性欲低下。慢性肾功能衰竭、心功能衰竭、心肌梗死、阻塞性肺病、血液病、营养不良等疾病不仅干扰体内正常的激素代谢，还会由于性活动能力的下降，带来心理上的负面影响，引起性欲低下。

5. 年龄因素

随着生理年龄老化，机体雄激素水平逐渐下降，男性性欲和性活动能力会有不同程度下降。老年人性欲低下的原因还可由于年老体衰、疾病缠身、配偶患病或丧偶、性爱机会减少等产生孤独、悲观、失落感，或由于社会上对老年人性问题的偏见和老年人自己的认识误区，常常有意识地压抑性欲。

6. 药物因素

药物引起的性欲低下约占25%，有些药物是直接作用，而有的则是作用于神经中枢。老年人常因各种不同疾病而服用多种药物，很难确定其性欲低下是某一特殊药物引起，还是几种药物的协同作用所致，抑或与其基础疾病或相关的心理因素有关。引起性欲低下的药物有：①激素类药物：如雌激素等；②抗雄激素活性药物：如醋酸环酮、螺内酯、地高辛等；③抗高血压药物如甲基多巴、胍乙啶、利血平、双氢克尿噻、氢氯噻嗪、普萘洛尔等；④抗精神病药物如吩噻嗪类、丁酰苯类、苯二氮䓬类和锂剂等；⑤引起高催乳素血症的药物：如三环类抗抑郁药、阿片制剂、内啡肽类；⑥抗组胺类药物：西咪替丁、苯海拉明、扑尔敏等；⑦其他类药物：如化疗药物氮芥、长春新碱等。

7. 环境因素

人们日常生活经常接触的各种塑料、化学制剂、除虫（草）剂及有毒物质（如石油、煤气、氟利昂制造过程中释放的气体）可以导致男性体内雌激素水平增高，从而引起男性性欲减退。

8. 个人生活习惯

虽然大麻、阿片、海洛因等小剂量能引起性兴奋，但如果大剂量或长期应用，则会抑制性欲。男性酗酒出现慢性肝中毒时可引起肝功能损害，导致血清雌激素水平升高而睾酮水平降低，引起性欲低下。

性欲亢进的根源是什么？

男性性欲亢进，经常表现为"欲火焚身"，只有通过频繁地性交活动来不停地"灭火"，无论对男方自身还是妻子或性伴侣都是一种无尽的烦恼。那么，这种旺盛欲火的根源是什么呢？很多患者到医院去找医生检查，看看究竟是否自身机体有什么疾病。实际上，男性性欲亢进最常见的原因为功能性因素，真正由于疾病因素引起性欲亢进者较为少见。精神心理性原因主要有以下几个方面：①对配偶容貌的过分喜爱与纵性；②害怕失去配偶，具有强烈的占有欲；③对性问题的注意力过分集中；④过于迷恋性快感的体验；⑤与别人攀比性能力强弱；⑥生活环境或社会环境中经常接受着强烈的性色彩。但是，除了常见的精神心理原因外，还有少部分是男性性欲亢进症的其他非精神心理性原因，通过详细检查少数可以发现一些器质性原因，比如由于脑炎、创伤性或血管性脑损伤、颞叶损害、器质性痴呆、癫痫等，造成下丘脑和边缘系统的功能障碍，对性兴奋的抑制减弱而诱发性欲亢进；内分泌疾病可直接影响性欲，如甲状腺功能亢进症、肾上腺皮质功能亢进症、肾上腺肿瘤、Cushing综合征等。另外，需要引起注意的是，引起男性性欲亢进的药物性因素，比如因某种需要而使用雄激素，可造成性欲亢进；经常滥用药物苯丙胺、大麻、可卡因和巴比妥等，也经常可导致性欲亢进。

缺了雄激素，阴茎"雄风依旧"吗？

人体的性功能与激素水平息息相关，男性激素主要是雄激素，98%由睾丸直接产生，仅仅少量由肾上腺产生。雄激素不仅决定人类的性欲，还直接参与勃起神经递质是否能够发挥有效作用。雄激素不足会导致性欲下降，不容易勃起，勃起持续时间不够，另外长期的雄激素不足还会使阴茎组织的弹性慢慢下降，导致勃起硬度的下降，无法坚硬地插入阴道。可以说，男人有足够的雄激素，是阴茎"雄风依旧"的保证。睾丸分泌雄激素的多少会受到来自性腺轴的影响，性腺轴由下丘脑-垂体-性腺组成，下丘脑、垂体、性腺、肾上腺、甲状腺等任何一个环节出现疾病均可能造成雄激素分泌不足，由此导致的勃起功能障碍（ED）称为内分泌性ED。据估计，内分泌性ED发生率为5%~35%。国内有报道一组492例不同年龄组ED患者血清性激素测定结果，表明性激素异常的内分泌性ED的发生率为16.1%。引起内分泌性ED的常见病因如下。

1. 性腺功能减退症

男子性腺（睾丸）分泌的睾酮是阴茎正常生理勃起的一个重要因素。因此，任何导致血中睾酮水平降低的疾患几乎不可避免地影响勃起功能。睾丸功能受下丘脑-垂体-性腺轴的调节。正常情况下，下丘脑脉冲性释放促性腺激素释放激素（GnRH），刺激垂体前叶脉冲性释放黄体生成素（LH）和促卵泡激素（FSH），LH刺激睾丸的间质细胞分泌睾酮，睾酮可反馈作用于下丘脑和垂体而抑制LH释放，故该轴系的任何异常都可引起睾丸功能障碍并导致ED。临床上将性腺功能减退症分为原发性和继发性性腺功能减退症两类。

原发性性腺功能减退：患者病变部位在睾丸，血清睾酮降低，伴有血清LH和（或）FSH升高，故又称高促性腺激素性性腺功能减退症。这类患者大多有严重的不可逆转的睾丸功能损害。常见病中属先天性的有：①染色体异常（克氏综合征）；②双侧无睾症。获得性的有：①性腺中毒（化疗、放疗）；②药物（毒品、治疗药）；③性腺损伤（炎症、外伤、扭转）；④全身性疾病（尿毒症、肝硬化、镰状细胞病）。

继发性性腺功能减退：患者病变部位在下丘脑或垂体，血清睾酮降低，LH和FSH也降低，故又称为低促性腺激素性性腺功能减退，其常见病因中属先天性的有：①选择性GnRH缺乏症；②选择性LH缺乏症；③先天性低促性腺激素性性功能减退综合征（包括Kallmann综合征）。获得性的有：①创伤、脑梗死、肿瘤、手术、放疗；②外源性或内源性激素过多（雄激素、雌激素、糖皮质激素等）；③高泌乳素血症；④全身性疾病（血红蛋白沉着症）。

2. 甲状腺疾病

甲状腺素异常可以改变下丘脑–垂体–性腺轴，引起勃起功能障碍。甲状腺功能亢进症患者体内雌二醇分泌增加，同时其代谢产物清除减少，使血清雌二醇水平升高及睾酮对人绒毛膜促性腺激素的应答减弱。甲状腺功能亢进症患者性欲减退可能与甲状腺素的高代谢作用和循环中雌二醇升高、间质细胞功能抑制有关。此外，甲状腺功能减退者也可发生性功能障碍，这类患者血清睾酮水平降低。由于促甲状腺素反馈调节，或对内源性TSH的反应增强，血泌乳素增高的原发性甲状腺功能减退者，也可发生勃起功能障碍。

3. 其他内分泌疾患

库欣（Cushing）综合征患者血清皮质醇水平升高，抑制LH分泌，并使血清睾酮水平下降，造成继发性睾丸功能衰竭。肢端肥大症患者血清生长激素水平升高，50%的患者性欲和性能力减退；其血LH降低，LH对GnRH的反应减弱，提示下丘脑–垂体功能不全。肢端肥大症患者血清泌乳素升高也可以是性腺功能障碍的原因。

4. 雄激素合成减少或作用不全

一些罕见的遗传疾病由于酶的缺乏，睾酮合成减少，以致出生时就出现生殖器畸形或男性化不足。5α–还原酶异常或雄激素受体突变可造成雄激素不敏感，即雄激素可正常，但患者表现为性征异常，甚至出现两性畸形。

糖尿病会引起勃起功能障碍吗？

糖尿病是由遗传和环境因素相互作用而引起的临床综合征，是影响人类健康和生命的常见病之一。随着经济发展和生活方式的改变，糖尿病的患病率逐渐上升。糖尿病可引发微小血管和神经病变，是与ED发病最密切的疾病之一。一般认为糖尿病患者ED患病率在50%左右。糖尿病人群中ED的患病与年龄、病程、血糖控制情况、用药等均有一定关系，糖尿病患者各个年龄层均可受累。

多数糖尿病患者在疾病的发展过程中逐渐形成ED，少数人早先就存在ED。糖尿病ED的病理生理过程与多种因素有关。以往观点认为，糖尿病在某种程度上导致性腺功能低下并引起内分泌紊乱，ED发生的原因归咎于此。目前人们还认为，糖尿病可导致全身内皮细胞及平滑肌功能障碍。糖尿病导致ED具体发病机制包括以下几方面：①神经因素：糖尿病可导致躯体神经及自主神经功能障碍。一方面，阴茎感觉神经病变导致维持阴茎勃起所需的持续触觉刺激或性刺激的感知能力消失，在性交时很难维持阴茎勃起。另一方面，支配盆腔脏器的行程较长的副交感神经是最易受伤的自主神经，这可用来解释为什么糖尿病自主神经病变最早而且最常见的并发症是ED。②动脉因素：糖尿病使大动脉发生粥样硬化及小动脉发生微血管病变，阴茎动脉血流量的减少不可避免地导致海绵体供血不足。③内皮细胞性及肌源性因素：糖尿病可使海绵体小梁的功能完全改变，使其舒张受损，进而使整个勃起过程发生障碍。

神经系统出哪些"故障"会引起勃起功能障碍？

阴茎从疲软到勃起是一种完整的神经血管活动。当大脑、脊髓、海绵体神经、阴部神经以及神经末梢、小动脉及海绵体上的感受器发生病变时，可引起勃起功能障碍，又称为神经性勃起功能障碍。由于损伤的部位不同，其病理生理学机制也不同。脊髓和中枢神经系统许多疾病常常并发ED。在一些病例中，勃起功能障碍仅仅是中枢神经系统广泛病变所致多种功能障碍之一，这些功能异常通过多种途径对性功能产生影响。

1. 中枢神经病变

神经性勃起功能障碍最常见的病因是脊髓损伤。损伤的严重性及具体部位不同，ED的表现也不相同。上段脊髓和下段脊髓的不完全损伤，绝大多数的患者都保存有勃起能力。下段脊髓的完全损伤，仅25%的患者能保留勃起功能（心理性勃起）。而上段脊髓即使完全损伤，95%的患者还有勃起能力（反射性勃起）。此外，脊髓水平的其他疾病如脊髓裂、椎间盘突出、脊髓空洞症、肿瘤、脊髓瘤、多发性硬化等都可影响传入与传出神经通路，导致ED。而大脑水平的疾病如脑血管意外、帕金森综合征、肿瘤、癫痫、老年性痴呆、外伤等可能引起下丘脑中枢功能紊乱，或脊髓中枢过度抑制而引起勃起功能障碍。

2. 外周神经病病变

糖尿病、慢性酒精中毒、维生素缺乏等引起的周围神经病变，可影响海绵体神经末梢，导致神经递质释放缺乏；骨盆骨折、直肠、膀胱、前列腺手术也可能损伤海绵体神经或阴部神经而破坏神经通路，从而导致勃起功能障碍。躯体感觉神经损害也可造成神经障碍性功能障碍，尽管有正常的夜间勃起，且开始时对性刺激反应正常，但不能维持足够坚硬的勃起。

为何说阴茎血液灌注不足是勃起功能障碍的"元凶"？

阴茎处于疲软状态时，只需要少量血流进入阴茎就可满足代谢需要，海绵体血气分析与静脉血相同。当性刺激触发阴茎勃起后，海绵体动脉的血流量则急剧增加。因此，各种影响阴茎内动脉及阴茎外动脉的疾患，只要影响了阴茎海绵体的血液灌注，就一定会发生勃起功能障碍。血液灌注不足是导致勃起功能障碍的主要原因，因此可以说阴茎动脉血液灌注减少是勃起功能障碍的"元凶"。引起阴茎动脉血液灌注不足常见于以下动脉血管性疾病：

1. 动脉粥样硬化

动脉粥样硬化是动脉性ED最常见的原因。粥样硬化最常见的改变是弥漫性病变，大多数动脉性勃起功能障碍是全身性动脉粥样硬化的表现之一，但有时表现为区域性节段性病变。粥样硬化的危险因素包括高胆固醇血症、吸烟、高血压及糖尿病。研究表明，高胆固醇血症及吸烟可直接影响内皮细胞和海绵体平滑肌功能。

2. 外伤

继发于骨盆骨折和会阴部闭合伤的阴茎动脉损伤也可导致ED。骨盆骨折既可损伤血管，还可损伤海绵体神经。海绵体组织胶原纤维的增加使弹性减弱，或阴茎海绵体与尿道海绵体之间有异常的静脉交通支都可以引起勃起功能障碍。

3. 医源性损伤

许多外科手术可使阴茎动脉血供减少，最常见的是主动脉-髂动脉手术。虽然肾移植常可使慢性肾功能衰竭患者勃起功能改善，但如果利用双侧髂内动脉进行肾移植，也可致ED发生。前列腺癌或膀胱癌放疗可诱发脉管炎。尤其前列腺癌根治术或直肠癌根治术均损伤海绵体神经，可发生勃起功能障碍。

为何说阴茎血液流出过快是勃起功能障碍的"帮凶"？

动脉血持续灌注进入海绵体阴茎充分勃起时，由于有包围海绵体外的白膜，海绵体窦是一个相对封闭的空间，白膜下的小静脉受压闭合，导致海绵体窦内的血液流出较少，甚至停止血液外流，这种阴茎静脉闭合机制是阴茎勃起的基本保障。由于阴茎动脉血液灌注是阴茎勃起的动力，阴茎静脉闭合提供阴茎勃起的助力，因此，如果说阴茎动脉血液灌注不足是勃起功能障碍的"元凶"，那么，阴茎静脉血液流出过快则是勃起功能障碍的"帮凶"。阴茎静脉闭合功能的正常发挥需要三方面保证：①充足的动脉血流入海绵体，②海绵体平滑肌正常舒张，③正常的白膜功能。上述任何一个环节发生功能异常，静脉闭合机制将失效，大量的血液将从未关闭的静脉漏出阴茎外。静脉性ED实际是静脉闭合机制障碍，反映了阴茎海绵体平滑肌或白膜发生病变。因此，除少数确有异常静脉者外，静脉手术不可能恢复静脉闭合障碍患者的勃起功能。

偶尔有先天性静脉异常导致所谓的原发性静脉性ED，这些患者有导致血液漏出阴茎的异常静脉通道（如阴茎海绵体–尿道海绵体旁路）。多数情况下，静脉性ED原发于平滑肌或白膜异常，但阴茎硬结症的静脉漏常与组织板样纤维化有关，而且这些患者可能是白膜弹性相对下降导致静脉闭合机制障碍。静脉性ED患者的阴茎背深静脉常见病理改变，包括管壁增厚或厚薄不匀、中层平滑肌或纤维组织结节状改变、弥漫性增生与变性、外膜纤维组织增生。

吸烟会对勃起功能造成损害吗？

众所周知，吸烟对人身体健康有害，吸烟对性功能的影响日益引起科学家的重视。南非普里多利亚大学对116名勃起功能障碍（ED）者进行病因调查，发现108名是瘾君子。我国某市医院调查了440名勃起功能障碍患者，发现"烟民"占64%。英国吸烟与健康行动组织最新完成的调查表明，吸烟已导致英国12万名男性患有ED。吸烟与健康行动组织和英国医学会根据调查，发布"吸烟和勃起功能障碍"的报告。报告指出，吸烟致使约50%的30~40岁男性烟民患有ED。以往研究认为吸烟会引起勃起功能障碍，但一直未引起足够重视。此次调查发现，88%的烟民不知道吸烟与性功能障碍有关，甚至在给予提示后，也只有33%的烟民意识到这一害处。那么，为何男人长期吸烟后，除了经常引起呼吸道和肺部疾病外，还会出现勃起功能障碍呢？目前认为吸烟导致勃起功能障碍的原因有以下几点：

（1）大脑中枢神经的影响：长期吸烟能造成人体大脑神经中枢兴奋与抑制的不平衡，短期表现为短时兴奋效应，而长期可能表现为抑制效应。

（2）外周神经的影响：长期吸烟会刺激人体交感神经，产生过多肾上腺素与去甲肾上腺素，从而使阴茎海绵体内的平滑肌收缩，阴茎无法足够的充血，最终造成ED。

（3）局部阴茎血管的影响：烟草中的尼古丁、一氧化碳和焦油中的芦丁蛋白等有害物质可以使阴茎动脉发生粥样硬化，血液黏滞性增加，微循环障碍，造成血管腔的缩小和狭窄，使阴茎勃起困难。

（4）人体内分泌的影响：长期吸烟最终会通过干扰人体正常内分泌调节，从而降低雄激素水平。雄激素是维持和保证人体性功能和性欲的关键激素，一旦雄激素水平下降到一定水平，最终会使性欲降低。

为何阴茎禁不住"酒精考验"？

科学家研究发现，因长期滥饮酒类而酒精中毒者中，男性约有40%的人出现勃起功能障碍。据报道，酒精中毒的男性若伴有明显的肝脏损害，发生勃起功能障碍的百分比则更高。在戒酒之后数月或数年内，勃起功能恢复至正常者仅占这些病例的半数。阴茎禁受不住"酒精考验"的原因到底是什么呢？研究发现，酗酒影响勃起功能障碍的原因在于以下几点：

1. 乙醇（酒精）对神经系统的影响

饮酒会短暂地兴奋一下大脑皮质"司令部"，但是很快会转入抑制状态。如果在这短暂的兴奋状态下匆忙性交，会过于激动、鲁莽与粗鲁，甚至失态，性能力容易发生偏差，也容易招惹配偶的责难，这往往为因精神心理状态不良造成的勃起功能障碍埋下祸根。倘若在由兴奋转为抑制后性交，由于控制性能力的神经系统处于抑制状态，勃起功能障碍的出现更在情理之中。

2. 乙醇对血管系统的影响

刚饮酒后，人会感到阵阵发热，面部泛起红晕，表明此时全身血液主要集中在脑部和皮肤血管，如果此时性交，会出现阴茎海绵体内血液供不应求，怎么能有良好勃起呢？当发热与脸部红晕消退后，大量血液会在内脏器官内淤积，人反而感到发冷，如此时性交，阴茎海绵体依然得不到理想的供血，所以会发生勃起功能障碍。

3. 乙醇对性激素代谢的影响

有资料表明，大量饮酒后血液中雄激素水平会下降。一方面是由于乙醇直接妨碍了睾丸产生睾酮；另一方面由于在乙醇刺激下，肝脏会加快对睾酮的处理，许多睾酮被分解转变成其他物质。长期饮酒的人，难免会发生一定程度的酒精性肝硬化，对雌激素的处理能力会减弱，结果造成体内雌激素水平上升。睾酮的减少或雌激素的增多，都会造成勃起功能障碍。

4. 乙醇对体质状况的影响

长期饮酒或经常醉酒的人，会表现出消瘦、乏力、食欲不振，尤其乙醇成分刺激胃肠黏膜后，会严重妨碍消化功能，引起营养水平下降，于是整体体质每况愈下，性能力也会随之下降，如果出现勃起功能异常，也就不足为奇了。

心里"想不开"，阴茎是否也"消沉"？

造成性交除了要求配偶双方有健全的生理功能（神经、血管、内分泌）之外，还要求心理上无异常。当一个人心里"想不开"，阴茎的勃起往往也会受到很大影响，表现为经常无法按时勃起，或者勃起不能持久，或者干脆无法勃起，一直"消沉"下去。如果配偶双方日常关系不协调、性生活前的性刺激不适当或不充分、以往有不良的性经历、存在减弱性刺激和性兴奋反应的抑制或分散性心理因素，则可能破坏正常的性活动反应，导致性功能障碍。与勃起功能障碍（ED）有关的心理因素主要有：

1. 夫妻关系不协调

夫妻之间关系不够亲密、和睦，平时不交流、不忠贞，甚至相互厌恶，必然会导致性生活不正常。一方对另一方或双方都不密切配合，使得性生活的完整性被破坏，以致性交不能顺利进行。男方可能由于女方的不合作或厌恶而得不到应有的刺激，也可能因不能满足女方对性行为而内疚，造成勃起失败。

2. 性刺激不够充分

一般人依靠思维或幻想便可达到勃起的效果，而有些男子要求直接强烈的触摸阴茎才能激发勃起，如果在性交过程中得不到适当和充分的刺激，便产生不了足够的性兴奋使阴茎勃起。

3. 对性的不良感受

早期性体验对个体似乎起到异常重要的作用，对手淫史的负疚感和早期性行为受到嘲弄后的羞辱感，构成不良性经验，有些人甚至因此而难以自拔。曾经体验过勃起失败的男性，由于心理创伤即使在温馨的气氛中也不会主动，哪怕是亲吻。儿童在成长过程中所受到的家庭对性的态度，以及人与人之间的关系特别是家庭关系的干扰，可能对以后的性活动带来不利影响。由于性在我国一直是一个隐讳的话题，很多家庭从不谈及，并且在孩子的头脑中形成了"性"是一种不健康或是令人羞愧的事情。还有些父母甚至公开对性欲持否定态度，这更导致了孩子否定的性观念。

4. 抑郁因素的影响

引起勃起功能障碍的心理因素还包括压力、焦虑和抑郁因素，如工作、家庭、经济压力和继发情感的影响等。在工作、社会、家庭压力下，许多人出现生理、情感的症状，对压力的易感性和个体差异决定其症状的轻重，当企图改善这些症状时，又可能增加新的压力。焦虑可以从信念、认识、环境中产生，经常恐惧自己能否启动和维持勃起。对疾病、怀孕、亲密行为、射精的恐惧已证明是常见的抑制原因。其他的原因有厌恶配偶或普通的女性、幼年所受教育形成的耻辱感和对本来正常性行为的罪恶感。抑郁引起心理性勃起功能障碍的机制纷繁复杂。焦虑和抑郁同时存在时，更易促发勃起失败，造成失望→抑郁→性回避的恶性循环。有些人则因离婚或丧偶而发生性冷淡和勃起功能障碍。

5. 器质性勃起功能障碍的心理反应

性经历完全正常的人可能因外伤、疾病、药物、衰老而出现器质性勃起功能障碍，引起继发性心理异常。轻度生理改变引起心理障碍比较容易见于情感脆弱、视性生活极端重要的人；相反，心理素质良好者，即使由于年龄、外伤、手术引起明显的性功能减退，但仍可获得性生活的部分满足感。早年有器质性损伤的年轻人常有继发性心理障碍，以致拒绝约会和偶尔的性接触，唯恐性无能被发现，在关键的青春期脱离了良好的社会环境，造成难以治愈的顽疾。

前列腺炎是否该为勃起功能障碍"背黑锅"？

慢性前列腺炎是青年男性常见疾病，慢性前列腺炎患者合并ED发生率为15%~40%。前列腺炎合并ED的原因目前认为是多种因素导致的，包括心理性因素和器质性因素。①心理性因素。有学者对3194例ED患者进行正常人群配对的病例对照研究，发现ED组既往患前列腺炎的比例为8.6%，而对照组仅为2.5%。由于慢性前列腺炎患者普遍表现有心理压力和焦虑，心理性因素被认为是慢性前列腺炎合并ED的主要因素。一项病例对照研究表明，慢性前列腺炎患者除了疼痛外，还有其他心理因素与勃起功能下降有关，包括日益增加的心情沮丧和心理压力。在另一项研究中，慢性前列腺炎合并ED患者采用海绵体药物注射后多普勒超声检查显示，患者的阴茎动脉收缩期峰值血流速度和舒张末期血流速度的正常率分别为96%和100%，作者得出结论认为慢性前列腺炎患者合并ED的发病原因几乎总是心理性的。②器质性因素。慢性前列腺炎患者尽管较少合并高血压、高血脂、糖尿病等导致动脉血管硬化的疾病，但有病例对照研究显示，前列腺炎患者更容易发生内皮功能下降和动脉硬化性病变。超过50%的前列腺炎患者体检有盆底痉挛，临床治疗时采用盆底松弛的理疗方法不仅显著改善盆痛和下尿路症状，还可显著改善患者的勃起功能，提示慢性前列腺炎合并ED的原因可能与盆底痉挛引起动脉血流下降有关。可见，阴茎不能勃起的"黑锅"，不能全由前列腺炎一个因素来承担。

哪些手术可能会伤害到阴茎的勃起功能？

在医源性勃起功能障碍中有心理性、神经性、内分泌性、血管性和海绵体性及药物性等各类勃起功能障碍，其发生与上述一种或多种机制有关。许多医疗行为，如手术、药物或辅助介入治疗可能影响与勃起密切相关的系统，从而导致勃起功能障碍发生。那么，哪些手术可能伤害阴茎的勃起功能呢？大体上在下列几类手术，如果手术中不特别注意，可能存在术后勃起功能障碍的极大风险。

1. 阴茎或尿道手术

用于治疗阴茎硬结症的斑块切除和皮片修复术，虽可产生良好的整形效果，但术后ED发生率高达12%~100%。一些阴茎下曲的矫正术，也可能造成这种并发症。治疗阴茎异常勃起所采用的阴茎尿道海绵体转流术，通常形成暂时的血液转流而使勃起消退，但如这种海绵体转流持续存在则可造成ED。阴茎假体植入术，虽然能使ED患者成功进行性交，然而一旦手术失败必须取出假体时，将会加重原有的ED，甚至会完全失去自发勃起能力。后尿道狭窄或闭锁的开放手术，无论是直接吻合、套入，还是皮片移植，都可能造成游离尿道或切除瘢痕时血管神经束或海绵体组织的损伤，从而引起ED。处理损伤性后尿道狭窄时，应注意外伤和手术两者都可能造成暂时或永久性ED。而后尿道狭窄的另一种手术是经尿道内镜下尿道内切开术，也有10%的病例术后发生部分或完全ED，这可能是手术损伤或反复瘢痕化尿道损伤海绵体血管或神经造成ED。

2. 前列腺增生手术

前列腺增生症术后可能发生ED，经会阴前列腺切除术后ED发生率为29%，耻骨上入路术后ED发生率16%，经尿道切除（TURP）术后ED发生率为4.5%。TURP术后发生ED的危险因素为前列腺包膜穿孔，ED的发生与手术过程中勃起神经的热损伤有关。近来开展的经尿道激光前列腺切除术，由于精确切除而使得组织损伤更轻微，显著减少了ED发生率。

3. 前列腺癌手术

过去传统的根治性前列腺切除术后ED的发生率接近100%。然而，近10年来越来越多地采用保护勃起神经的根治性前列腺切除术，使术后ED发生率有所降低。术后ED发生，取决于患者的年龄、肿瘤浸润范围和手术技巧。尽管采用保护神经的技术使术后勃起功能恢复的比例有所增加，但术后ED发生率仍值得重视。对于患临床局限性前列腺癌的患者，采取任何形式（开放式、腹腔镜或机器人）的根治性前列腺切除术，手术后ED发生率为25%~75%。前列腺癌根治术后ED是多因素性的，手术操作过程中可能损伤动脉，致使阴茎海绵体的血液供给减少，手术也可能损伤支配阴茎的勃起神经。ED还是外照射放疗和短距离放射疗法治疗前列腺癌的一个常见后遗症。前列腺癌的替代治疗包括冷冻治疗和高强度聚焦超声，同样具有相当的或更高的ED发生率。

4. 其他手术

内分泌腺的手术，包括睾丸、甲状腺、肾上腺手术可能造成这些腺体的功能低下，或破坏下丘脑—垂体—性腺轴，导致ED。根治性膀胱切除或全膀胱切除术后ED发生率亦很高，采用保护神经的手术方法已使其发生率明显下降。直肠乙状结肠癌手术，特别是经腹会阴联合径路，术后大部分患者的性功能特别是勃起功能丧失，这可能是直肠前外侧盆腔神经丛受损的缘故。随着手术技巧的改进，60%以上的患者不再遭受ED的痛苦。其他如腰椎融合术、脊髓肿瘤、盆腔骶部肿瘤的手术，当手术影响或损伤脊髓的勃起中枢或骶尾部自主神经纤维时，也会影响勃起功能。

插入障碍的"男方责任"有哪些？

插入障碍的男方原因包括心理因素和病理因素，心理因素表现以下几方面：

1. 性知识的缺乏

新婚之夜，兴奋、激动、身体疲倦，加上初次性交，不知道怎么性交，不了解女性外生殖器的解剖，找不到阴道口的位置，不懂得怎么插入和插入的方向、角度。通过学习和锻炼一般是可以自我调节完成性交。但是部分男人不主动寻找学习途径，既不找相关书籍，也不看相关影像或图片。

2. 性观念封闭

这部分患者往往出生在书香门第，父母管教严格，只顾及他们的学习、升学和工作，从未给予过任何性教育，也不让他们观看与性有关的书籍、图片及影像。本人也一心钻研课本，大多不懂得性是什么。

3. 性格内向

这类患者的性格特征都属内倾型，心理内向，不善交流，不善于表达，默默承受困难的现实，不埋怨对方的不配合，对女方的抵抗不愤怒、不暴躁，没有抛弃对方的念头和想法，而努力寻求医生的帮助。

4. 怜香惜玉

深爱自己的妻子，当阴茎插入阴道口时，只要妻子喊一声"疼"，他就自动终止插入行为，妻子任何不舒服，都会想方设法不使她难受。

5. 操作焦虑

当第一次插入失败后，就会产生焦虑情绪，二次、三次失败加重了他的焦虑。一上床，一脱衣服，就害怕失败，越怕失败越失败。面对困难不知所措，只能无奈地退却。

6. 抑郁

性生活的失败使他情绪低落，对生活、工作都感到无兴趣，整天闷闷不乐，自认为性无能，不是一个合格的男人，缺乏自信心。无心也无力去克服这一障碍，久而久之产生性欲低下、勃起困难。

7. 逃避心理

长期插入障碍，慢慢产生逃避心理，一到晚上就借故外出，或谎称加班，或出去打牌解闷，逃避性生活。

插入障碍的病理因素仅占少数，主要有①蹼形阴茎：经过手术治疗后，克服了这一障碍；②骨盆畸形：指导他们寻求一种合适的性交体位；③隐匿型阴茎：这种患者多数过度肥胖而阴茎短小；④尿道下裂：特别是阴茎型、阴囊型尿道下裂，更不容易插入阴道。

插入障碍的"女方责任"有哪些？

插入障碍的女方原因也包括心理因素和病理因素两大类。

1. 心理因素常见于以下几方面

①从小接受淑女型教育，家长不但不给予任何性教育，反而限制她接受性知识，使成年后不懂性器官解剖，不懂性生理反应，更不懂性交是怎么回事。误认为性交是肮脏的，有罪的。②从小娇生惯养，怕疼、怕打针，小小的皮肉损伤也会嚎叫、哭泣。试性交时，坚硬的阴茎还未穿破处女膜就直喊疼，不让丈夫继续挺进。③恐惧心理，看见粗大的阴茎就害怕，那么大的东西进入自己体内怎能受得了。④紧张心理，一同房就紧张，还未插入阴道就全身紧张，有的往往演变成阴道痉挛。⑤有洁癖倾向，平时十分爱干净，厌恶精液，看到精液或嗅到精液的气味就恶心。⑥排斥心理，由于综合的心理因素，使她排斥性生活，不让丈夫接触那神秘的玉门，有的患者能接受丈夫的亲热，如爱抚、亲吻、拥抱，有的患者连接吻、拥抱都排斥。

2. 病理因素

在临床上阴道痉挛比较常见，处女膜闭锁、先天性无阴道和阴道横隔罕见。

早泄的原因究竟是什么？

说到早泄的原因，首当其冲就是心理问题。医学专家指出大多数的早泄都是由于精神与心理因素所致。正常射精规律是由性器官通过性交动作，将性刺激积累到相当程度后，汇集到高级神经中枢，再传向脊髓内的"射精中枢"，由该中枢发布射精"命令"。如果当一个人的心理状态处于过分激动、兴奋、紧张、焦虑、忧郁等情况下，高级神经中枢控制性功能的本能会失调，也就不会按上述正常规律办事。性交时，性刺激未达到一定强度，便引起高级神经中枢的兴奋，然后通过兴奋的扩散，很快造成脊髓中的"射精中枢"兴奋，于是出现早泄现象。此外，过分沉湎于性的问题，过多集中于性的注意力，对女方过分的纵情等，也都是诱发此种性兴奋过高的缘由。

传统观点认为早泄主要是心理因素和人际因素所导致的，可能包括焦虑、夫妻间关系紧张、婚姻危机以及性生活次数过少等。随着研究不断深入，发现躯体疾病、神经电生理紊乱等因素可能导致早泄发生，而心理环境因素可能维持或强化了早泄的发展。目前认为阴茎头敏感度升高、中枢5-羟色胺能神经递质紊乱、前列腺炎、慢性盆腔疼痛综合征、甲状腺功能疾病等均可能导致早泄发生。另有研究表明，如5-羟色胺转运体基因启动子区基因多态性等遗传因素，可能也在早泄的发病中发挥了作用。至于手淫是否会引起早泄，目前仍有争议。有研究发现，手淫本身会导致阴茎背神经和阴茎头麻木，延长射精潜伏期，但是由于害怕手淫被旁人发现，不得不总是在快速状态下完成，结果强化了尽早射精的方式，有可能从心理因素导致早泄。

不射精的原因有哪些？

通常不射精分为两类：功能性不射精与器质性不射精。功能性不射精多半与性交方式或性交安排上出现问题有关，也可能是某些不良的心理因素在作怪。器质性不射精就可能存在一些疾病诱发性因素。现将不射精的主要原因分述如下。

功能性不射精主要有如下的一些原因。

1. 心理因素

这是较为重要的一项病因，某些不良的心理活动会造成不射精，例如生怕妻子怀孕；害怕性交给妻子带来痛苦；顾虑自己的性功能有问题；担心性交质量不好；担心自己生不出孩子或急于想生孩子；担心射精过快而妻子不满意；夫妇之间感情不融洽；性交环境条件不佳和不安全感；对妻子有猜疑、不信任或有偏见等，这些都会通过大脑皮质的复杂活动，直接影响到性活动的各个环节，结果导致不射精。

2. 无性交动作

是导致性功能不射精的常见原因。性交必须要有动作，让男女双方的性器官互相摩擦，通过这种不断的接触摩擦，才能连续地积累与扩大性刺激，方能在积累的性刺激达到足够程度后，使脊髓中专管射精的"射精中枢"兴奋起来，发布射精的指令。如果有些人不懂这个道理，不掌握性交动作，就不可能有射精的动作。

3. 性交过于频繁

一般射精出现的快与慢，与前后两次性交的间隔时间长短成相反关系，即两次性交之间间隔时间越长，射精出现越快；相反，间隔时间越短，射精出现越慢，甚至会不射精。这是由于过多性交造成脊髓中的"射精中枢"过于疲乏的缘故，从而转入不工作的抑制状态。

4. 长期手淫

也是功能性不射精的常见原因。经常有手淫习惯的人，婚后性交时容易发生不射精。因为手淫是以手指人为地强烈摩擦刺激阴茎，使其勃起并最终发生射精。这样做的后果，使脊髓中的"射精中枢"长期以来习惯于手淫的强烈刺激，也就是要求刺激能达到手淫的强烈程度，才会发生射精。而正常性交时，性器官局部性刺激的强度，未必达到手淫时那么强烈。长期手淫无形中提高了"射精中枢"需要的性刺激的"阈值"，于是造成不射精。

器质性不射精主要有如下一些原因。

（1）神经源性损伤：如大脑侧叶病变、脊髓损伤、交感神经节损伤、睾丸肿瘤患者大范围后腹膜淋巴结切除术、糖尿病及其他神经性疾病。

（2）药物相关性因素：长期应用某些抗高血压药，或服用过量镇静安定药物或 α 肾上腺素能受体阻滞剂等，或慢性酒精中毒、尼古丁中毒等，均会抑制射精。

（3）其他器质性病变：如先天性或后天性内生殖器异常，如射精管梗阻、尿道狭窄、双侧睾丸扭转、垂体肿瘤和特异性的全身疾病如含铁血黄素沉着症等，均可导致不射精。

因此，不射精的病因很多，应该仔细加以辨别，这对于寻找治疗方法十分重要。应该注意，有一些患者是若干种病因交织在一起同时存在，尤其夹杂有心理因素，问题就显得比较复杂，更要深入了解。

逆行射精的原因有哪些？

造成逆行射精的主要原因是膀胱颈部关闭能力发生障碍。它可能是由于神经支配的问题，也可能是由于膀胱颈部与后尿道部位的肌肉功能失调所致。射精时膀胱颈部无法紧密的闭合，导致精液逆行进入膀胱。现代医学发现，造成膀胱"出口"关闭故障的因素主要有以下几个：

1. 先天性疾病

主要是因为某些先天性的疾病，如尿道瓣膜、膀胱颈部挛缩。膀胱憩室等，这些疾病可造成膀胱颈部功能失调或尿道部位的堵塞，使得射精时精液无法射出，迫使精液逆向进入膀胱。先天性疾病中还有一种脊柱裂，它会引起神经支配功能失常，造成逆行射精和排尿异常。

2. 继发性疾病

指出生后患上的疾病，如膀胱颈部或后尿道部位炎性增生与肿胀、尿道狭窄、膀胱结石、尿道结石、脊髓损伤、糖尿病等。这些疾病中，如尿道狭窄、尿道结石、膀胱结石也是造成膀胱颈部功能失调或尿道部位堵塞的因素。脊髓损伤涉及神经支配的问题。糖尿病患者逆行射精的发生率较高，是因为糖尿病所致的神经病变，对于膀胱"出口"关闭功能的影响甚大。越是年轻的糖尿病患者，诱发逆行射精的机会越多。

3. 医源性因素

是指由于医师在为患者治某些疾病时，造成的膀胱颈部神经支配损伤，或者造成膀胱颈部及后尿道部位肌肉功能失调。例如施行某些手术，常见有经尿道前列腺切除术、根治性前列腺切除术、双侧腰交感神经切除术、直肠癌作腹部会阴部联合切除术、腹膜后广泛性淋巴结清扫术、腹主动脉瘤切除术等。因为这些手术涉及的范围多半是支配膀胱颈部神经的必经之路。另外某些药物，例如胍乙啶、利血平等，对神经、肌肉等的不良影响，也会引起逆行射精。

阴茎异常勃起的常见原因有哪些？

阴茎异常勃起是指在没有性交意识的情况下，阴茎发生持续勃起，达到2~4小时以上仍然不能发生松软，引起阴茎异常勃起的原因主要有以下几种情况：

1. 血液性疾病

如镰状红细胞性贫血、白血病、红细胞增多症及血小板减少症等。镰状细胞贫血患者常发生阴茎异常勃起，异常勃起发生率为28%，主要是由于镰状红细胞引起的阴茎静脉回流障碍。

2. 神经性疾病

椎管狭窄、脊髓损伤及椎间盘突出的患者容易发生阴茎异常勃起。但此类患者的阴茎异常勃起常常有自限性，无需医疗处理。

3. 机械性病变

晚期盆腔肿瘤压迫引起的阴茎异常勃起可能与阴茎血液回流受阻有关。阴茎外伤引起的阴茎异常勃起一般属于动脉性异常勃起，这是由于阴茎局部外伤导致海绵体血管异常开放或动脉瘘，血液持续流入阴茎海绵体内，而发生异常勃起。

4. 药物性因素

常见的引起阴茎异常勃起的药物有抗抑郁药、安定剂、抗高血压药物和过量的补肾壮阳中药。抗高血压药物与异常勃起有关，如肼苯哒嗪、胍乙啶，酚噻嗪类精神抑制药特别是氯丙嗪，抗抑郁药如曲唑酮等。

5. 医源性因素

海绵体内注射罂粟碱药物，是发生医源性因素的常见原因。海绵体内注射成为现今阴茎异常勃起最常见的原因，主要是由于药物过量或对药物过度敏感，患者平滑肌不能恢复收缩能力，导致异常勃起。

6. 局部刺激因素

如龟头局部使用刺激性药物、过度性交、包皮环切术后等。另外有1/3原因不明，称为原发性阴茎异常勃起。

症状篇

男性性功能障碍有哪些表现？

性功能是一个复杂的生理过程。正常性功能的维持依赖人体多系统的协作，涉及到神经系统、心血管系统、内分泌系统和生殖系统的协调一致，除此之外，还须具有良好的精神状态和健康的心理。当上述系统或精神心理方面发生异常变化时，将会影响正常性生活的进行，影响性生活的质量，表现出性功能障碍。性功能障碍是性行为和性感觉的障碍，常表现为性心理和生理反应的异常或者缺失，是多种不同症状的总称。据统计40~70岁男子中有52%患有不同程度的性功能障碍。男性性功能障碍包括性欲障碍、阴茎勃起障碍、性交障碍和射精障碍等多种类型：①性欲障碍：包括性厌恶、性欲低下、性欲亢进；②勃起功能障碍：是指阴茎持续不能达到和维持充分的勃起以获得满意的性生活；③性交障碍：表现为性交昏厥、性交失语、性交癔病、性交猝死、性交恐惧症等；④射精障碍：包括不射精、延迟射精、逆行射精、射精无力、早泄和痛性射精等。其中，不射精症是指阴茎能正常勃起和性交，但是不能射出精液，或是在其他情况下可射出精液，而在阴道内不射精。逆行射精是阴茎能勃起和进行性交活动，并随着性高潮而射精，但精液未能射出尿道口外而逆行经膀胱颈反流入膀胱；⑤性唤起障碍：指持续性或反复发生不能获得和维持足够的性兴奋，表现为主观性兴奋、性器官及身体其他部位性反应的缺失；⑥性高潮障碍：指经充分的性刺激和性唤起后，仍然发生持续性或反复的达到性高潮困难、延迟甚至缺如。

性欲过旺也是一种病吗？

正常男性性生活频率和性欲，因不同年龄和不同体质而差异较大。一般随着年龄增大，性欲和性生活频率呈下降趋势。当男性持续有性欲特别强烈的感觉，而且超过正常状态，出现频繁的性兴奋，性行为要求异常迫切、性交频率增加，性交时间延长，而不能自我控制，这时要考虑到一种疾病：男性性欲亢进。但是，性欲亢进要和以下四种情形鉴别。

1. 生理性性欲旺盛

一般情况下青壮年一天都能进行数次的性交，尤其是刚刚新婚燕尔的青年男女表现得最为突出，另外就是一些在外长期两地分居的夫妇和一些偶有同房机会的夫妇，有时这些夫妇在同房时亦可表现为性欲的旺盛，这些均为正常的生理需求，而不是一种强迫性的需要。

2. 阴茎异常勃起

如果在性交之后阴茎勃起经久不衰，短则数小时，长则数日。阴茎异常勃起是一种需要紧急处理的状况，如不及时处理，可最终导致阴茎组织的淤血，组织纤维化，甚至阴茎坏死。而性欲亢进，则表现为性欲极其强烈，阴茎非常容易勃起，性交以后阴茎则疲软。但是很快又可以产生性欲，而且可以屡次发生性交却不能够得到性欲的满足。

3. 不射精症

性交发生的全过程包括性兴奋期、阴茎勃起期、性高潮（射精）期、性满足后的不应期。不射精症可以有频繁的性交或性交时间过长，但无性高潮和射精，即不能完成性交的全过程。性欲亢进者虽然有频繁的性交，但能射精、完成每次性交的全过程。

4. 躁狂症

为情感性精神障碍的一个亚型，主要表现为过度而持续的情感高涨，情绪欣快，自我感觉良好，自我评价过高，言语动作增多，睡眠减少及冲动行为等。

勃起功能障碍有哪些种类？

现代医学通常将勃起功能障碍的发病原因情况分为3类：

1. 心理性勃起功能障碍

常常是由于心理或精神因素等方面的问题所引起。这类因素包括两个方面：①外来因素，例如性交环境不佳、夫妻感情不和、女方配合较差等。此外，还有来自工作、家庭、经济等方面的压力，也属于诱发勃起功能障碍的外来因素。②内在因素，患者本人对性交的恐惧、担忧、焦虑等心理活动。

2. 器质性勃起功能障碍

由于疾病因素的影响，造成控制阴茎勃起的内分泌、神经、血管等环节的障碍，所以又分为内分泌、神经性、血管性勃起功能障碍。

3. 混合性勃起功能障碍

是指心理性与器质性两种勃起功能障碍同时存在，通常是发生器质性勃起功能障碍的基础上，感到自己性交无能为力，于是在思想上产生了不良的心理活动，心理性勃起功能障碍也随之降临。

造成勃起功能障碍的原因包括血管性、神经性、内分泌性、精神心理性、环境因素、文化因素以及人际关系因素多个方面，几乎所有勃起功能障碍均有心理性和器质性因素，因此，目前按照引起勃起功能障碍的原发性因素，勃起功能障碍也简单地分为两大类：原发器质性勃起功能障碍和原发心理性勃起功能障碍。

年龄越大是否越容易患勃起功能障碍？

世界各地学者均有关于ED患病率的研究报告，由于在人群选择、样本量、调查方法、所在国文化宗教的影响，结果不尽相同。不同个体对性欲、勃起、高潮、满意度等涉及性问题的认识和理解存在较大的差异，受到文化、教育、阶层等多种因素影响，导致调查结果的严重偏倚。对于相似的男性性功能表现，性伴侣可能做出截然相反的评价。

目前国际上采用最多的ED患病率数据是，大于40岁以上ED患病率为52%，随着年龄增加患病率逐渐增加。该数据来自ED流行病学领域最有价值的1994年美国马萨诸塞州男性老龄化研究（Massachusetts male aging study，MMAS）。1987至1989年间在马萨诸塞州波士顿地区随机挑选11个社区，对社区内40~70岁男子进行健康状态及相关项目抽样，该横断面研究共1709个受试者，问卷内容包括性活动频率、完全勃起频率、性交前或性交中是否出现勃起问题、性活动满意度等9个问题，1209个受试者完成问卷。应用差别分析判断ED的程度，将其分为无ED、轻度ED、中度ED及重度ED。在1209个样本中，ED的总患病率为52%±1.3%，轻、中、重度ED患病率分别为17.2%、25.2%、9.6%，ED的患病率随年龄增长逐年上升，70岁患病率已接近70%，这一结果提示ED已成为老年男性的常见病和多发病。MMAS研究是迄今为止最为规范可信的ED流行病学调查，该研究抽样量较大，具有一般人群代表性，问卷内容符合ED定义，设计合理，但该研究调查对象全部为中产阶级白人，有一定局限性。

在我国，一项多中心研究采用中国勃起功能指数（CIEF）问卷调查了北京、广州和重庆三城市2226名成年男性，<30岁、31~40岁、41~50岁、51~60岁、60~70岁、>70岁年龄组患病率分别为15.6%、24.5%、26.1%、43.4%、65.3%和70.6%。国内外的调查同样显示，随着年龄增长，ED的患病率逐渐升高。中国46个泌尿男科中心采用国际勃起功能评分问卷（IIEF）调查了4241例门诊ED患者，<30岁、3l~40岁、41~50岁、51~60岁、>60岁年龄组的就诊人数占比分别为19.8%、30.8%、24.8%、18.8%和8%，显示我国50岁以上老年患者就诊率较低，仅为26.8%，大部分为50岁以下的青年患者，高达73.2%。我国应该加强对老年ED患者的宣教，同时也应重视特别是30岁以下ED人群的诊治研究。

哪些人群需要特别提防勃起功能障碍？

勃起功能障碍一直是男人忌讳的话题。现代社会快节奏的生活、不均衡的饮食结构，让越来越多的现代人过早与糖尿病、高血压、心脑血管疾病扯上了关系。而ED又和高血压、糖尿病等密切相关。有临床调查显示，约52%的高血压患者和68%的糖尿病患者都有ED，甚至诸多男科和泌尿外科专家直言不讳地说：高血压、糖尿病患者就是ED的高危人群；不少病情控制不佳的患者，出现ED是早晚的事。

高血压导致ED，主要是因为高血压引起的动脉硬化，使下半身血流减少，从而影响阴茎供血，导致或加重ED。此外，由于性爱需要一定的体力，一些病情较重或控制不佳的高血压患者，在性爱中会出现不适，这也加重了患者对性生活恶化高血压的担心，加之偶尔性交失败产生的心理障碍，ED的发生在所难免。而糖尿病患者出现阴茎完全不能勃起，大多数情况下是逐渐出现的，开始只是出现勃起延迟，不容易勃起，或者硬度稍微下降，或者勃起的持续时间变短。

糖尿病和高血压并发的ED，是完全可以治疗的。当男性高血压患者出现ED时，可选用磷酸二酯酶（PDE5）抑制剂类药物。在治疗ED的同时，首先要坚持治疗原发病，控制好血压，并控制导致高血压的危险因素，如减轻体重、合理饮食、避免过激情绪等。如果患者是使用某种降压药后才出现ED，可咨询医生，调整或换用其他药物。目前有一些治疗高血压的药物，如血管紧张素Ⅱ受体拮抗剂，本身就有扩张血管的作用，在治疗高血压时还能增加阴茎的供血。患者可咨询医生是否可以选用这类药物，在治疗高血压的同时有效治疗ED。糖尿病性ED也需要先"管好"原发病变，包括改良生活方式、应用口服降糖药和胰岛素等。

勃起功能障碍到底有什么危害？

性功能对男性心理和生理的影响有着非同寻常的意义。几乎在所有的文化语言中，ED都是男性最大的耻辱。所以，ED会给男性带来巨大的危害。

（1）ED的出现会给男性造成巨大精神创伤，患有ED的男人往往因此而自卑、焦虑、抑郁、失去自信；对人际交往和正常生活产生不利影响。

（2）ED会影响夫妻感情，甚至破坏夫妻双方关系。

（3）ED已成为公认的健康预警信号，可能是潜在心血管疾病的早期征兆，也可能是未发现的心血管系统疾病的首发症状。ED早于血脂异常反映出血管内皮的功能异常。调查发现，57%接受搭桥手术的患者患有ED；64%的男性心肌梗死患者患有ED；50%ED患者5~10年内发生糖尿病。所以说，勃起功能是血管状况、尤其是血管内皮功能的"晴雨表"，ED甚至可以作为心血管疾病进展的标志。

尽管如此，仍有90%的ED患者未到医院求医。自卑与羞怯感成为ED患者到医院向医师求治的最大障碍，有人误以为在非医院途径治疗可使隐私得到保障，有人误以为目前缺乏有效方便的治疗手段。事实上，如果出现ED就应该及时到医院找男科医师进行诊治。

清晨勃起消失就一定是勃起功能障碍吗？

正常男性的勃起有三种类型：心理性勃起、反射性勃起和夜间勃起。当男子因有关性内容的听觉、视觉、嗅觉以及思维、想象等刺激兴奋大脑皮层，并通过脊髓腰骶段勃起中枢传出，作用于阴茎海绵体后，就会使动脉血管扩张，大量血液流入阴茎海绵体；静脉血管收缩，流出海绵体的血液减少时，血液便充分潴留在海绵体内丰富的血管和血窦中，使阴茎迅速胀大勃起，这个过程称为心理性勃起。而外生殖器受到直接触摸、走路摩擦等局部刺激或接受来自内部的对直肠和膀胱等的刺激，直接传入到骶髓勃起中枢，然后再由骶髓中枢传出至阴茎海绵体，使动脉血管扩张，这个过程称为反射性勃起。

正常男子除了心理性勃起和反射性勃起外，还有一种夜间勃起，男子的睡眠总处于快动眼睡眠期和慢动眼睡眠期的交替中，也经历着勃起——疲软——再勃起——再疲软的生理过程，这在医学上称为阴茎夜间勃起，是健康男性正常的生理过程。一般来说，男子每晚都会有4~6次、每次20~40分钟的勃起，总共勃起可达两个半小时。这是因为大脑在白天总要抑制性反应的发生，否则男子难免不时遇到尴尬局面，但到了熟睡之后，大脑的这种抑制功能消失，阴茎便自发出现勃起反应了，这是完全正常的，不必担心。

夜间勃起的时间、频率、硬度会随年龄的增长而减少，而青春期至20岁左右是最强的。无论是心理性还是反射性勃起，外来刺激解除之后，阴茎就很快恢复到常态。夜间勃起也不例外，阴茎勃起一段时间后肯定会自动疲软下来，因为长时间让血液滞留在海绵体内，血液就会缺氧并堆积大量代谢的废物，这对组织是不利的，严重时还会发生坏死。

清晨勃起在临床上是一种有意义的生理现象。有的医生专门研究过这种现象，发现男子在患病期间，清晨勃起会减弱或者消失；而身体康复之后，清晨勃起也会随之恢复。因此，清晨勃起现象可以作为男性健康状况的参考指标。清晨勃起的有无，也可以作为判断男子性功能状态的参考指标。但是，是否清晨勃起没有了，就说明一定是勃起功能障碍呢？显然不是，如果人体劳累过度、夜间休息不好、生活工作压力太大、或者近期患有其他疾病导致身体虚弱等，都可能发现清晨勃起会减少，甚至观察不到清晨勃起。出现这种情况时不要太紧张，可以对自己的生活和工作进行一段时间的调整，清晨勃起自然会恢复的。如果确实不放心，也可以到医院寻求医生的帮助，可以做夜间勃起试验，对夜间阴茎勃起的次数、硬度和持续时间做一个定量分析。当然，夜间勃起的次数和硬度与睡眠质量有很大的关系，如果睡眠质量不好，这些参数也可能不达标。因此，当清晨勃起消失了，并不能完全肯定一定患了勃起功能障碍。

阴茎勃起障碍是心血管疾病的"风向标"吗？

常见的心血管疾病有冠心病、心肌梗死、动脉粥样硬化及高血压等。医生发现在患心血管疾病和具有心血管危险因素的人群中，ED发生率较普通人群高。在心脏病患者中，勃起功能障碍的患病率高达39%。临床证实，57%行冠状动脉搭桥手术患者、64%心肌梗死患者、约80%严重外周血管疾病患者患有ED。

什么原因使心血管疾病患者发生ED呢？心血管疾病造成勃起功能障碍的原因，可以归纳为4方面：①阴茎海绵体供血不足；②心理因素；③抗高血压药物影响；④血管内皮功能障碍等。阴茎勃起要靠阴茎动脉血流迅速灌注阴茎海绵体，因此，任何影响血流速度，使阴茎海绵体供血不足的疾病都会造成勃起功能障碍。另外有些心血管疾病患者出现勃起功能障碍及性交质量下降，并非是心血管疾病本身所致，很大程度上是源于对疾病的错误看法、对疾病的焦虑和缺乏自信所致。冠心病患者往往担心疾病本身会影响性功能，害怕无性交会影响夫妻关系，恐惧性兴奋会导致冠心病再次发作、病情恶化或死亡，也自认为患有冠心病就是衰老的象征等，加之对这方面的知识了解甚少又无人指导，结果导致勃起功能障碍。还有，抗高血压药物也可导致勃起功能障碍，如作用于交感神经系统的抗高血压药甲基多巴、利血平、胍乙啶等，都是肾上腺素能神经元阻滞剂，会干扰射精并引起勃起功能障碍。

实际上，ED具有许多心血管疾病相同的致病机制和共同的危险因素。如血管内皮功能下降，在心血管疾病的发病和进展中起关键作用。当血管内皮功能异常时，阴茎内一氧化氮水平下降，环鸟苷酸生成减少，使阴茎血流减少，导致勃起障碍。由于阴茎海绵体的小血管内径显著小于心脏冠脉血管内径，因此，当人体血管内皮功能下降时，阴茎小血管最先受到损害，在冠脉缺血性病变出现之前，勃起已经出现问题了。有研究发现，ED患者10年后发生冠心病的几率高达80%。所以说，"春江水暖鸭先知"，勃起障碍是心血管疾病的"风向标"。因此，一旦阴茎勃起出了问题，不仅关注阴茎的小血管，还需要密切关注心血管系统，尤其是冠脉血管。

早泄有哪些分类？

根据早泄症状出现的时间，临床常常将其分为原发性早泄和继发性早泄两大类。原发性早泄是指从第一次性交开始，阴茎总是在插入阴道不足1分钟就射精；继发性早泄是指阴道内射精时间原来一直正常，在某个时期逐渐或突然出现射精时间变短，不足3分钟就射精。患者在阴道内射精时间变短的基础上，还可造成自身的不良后果，包括由此导致的苦恼、对自身性功能的忧虑、性交挫败感，甚至有意回避与异性的性交活动。

此外，还有两种另外的特殊类型的早泄，自然变异性早泄和类似早泄的射精功能障碍。自然变异性早泄是指早泄不规律地出现，并带有一些主观的控制射精能力下降意识，这种类型的早泄不认为是一种病态，而是一种正常的性功能的波动。类似早泄的射精功能障碍有以下的特征：关于性生活中快速射精的不一致主观描述、对于过早射精或缺乏射精控制能力的偏见、阴道内射精时间在正常波动的范围之内或高于正常范围（超过5分钟）、控制射精的能力（在即将射精的时候能够控制住）减弱或不足、这种偏见不能被其他的精神障碍所解释。

射精时间过短是否一定是早泄？

临床专科医师一般通过病史和体检即可初步临床诊断早泄，同时也会通过早泄评估量表对早泄患者的临床症状进行客观评价。专科医师主要询问男女双方性生活的环境、频率、体验以及阴道内射精潜伏期（IELT），即阴道内射精时间。病史内容包括刚有性生活开始就异常还是以前正常、最近才继发的病变，以及双方对性生活的态度和满意度。由于男性患者经常有夸大其辞，高估IELT的可能，询问病史时，如果女方在场，也会单独询问女方关于男方IELT，客观评价射精潜伏时间。另外还有患者的精神心理状态评估，包括有无来自生活、工作和心理方面的压力、夫妻或性伴侣之间的关系、有无情绪变化。其他相关病史包括有无生殖道感染、神经系统疾病，是否酗酒、吸毒等个人生活史。对患者进行必要的体检，包括有无包皮过长或包茎、隐匿性阴茎、阴茎弯曲畸形、阴茎硬结症、前列腺炎等疾病。

是否阴道内射精时间过短就一定是早泄？关于IELT的确定，有自我估算和秒表测定两种判断方法，初诊时一般患者把自我估算的时间告诉医师即可。有科学研究表明，IELT在所有男性中基本呈正态分布，早泄患者和非早泄男性IELT存在部分重叠区域，重叠时间集中在1~4分钟，可见，阴道内射精时间过短不能说就一定诊断为早泄。因此，专科医师诊断早泄一般会从早泄定义的三个特点上进行综合判断，除了IELT短或较短，还会加上患者自身射精控制能力的下降和患者无法令性伴侣性生活满意这两点。秒表测定可以准确判断IELT，仍是IELT临床测定的必需方式，但IELT并非诊断PE的必要条件。秒表测定应尽量只适用于在初期诊断时应用，不宜经常使用于性生活中，否则容易导致精神紧张不安，反而会加重早泄疾病。

什么是插入障碍？

插入障碍是指男子性欲正常，在接受性刺激后，阴茎能充分勃起，且能维持较长时间的勃起状态，女方阴道通畅，但在尝试性交时，阴茎不能插入女方阴道，时程超过1个月，是一种客观存在而一直被医学界忽视的性功能障碍中的一种疾病。

具有正常性功能的男子，其性交过程包括性欲唤起、阴茎勃起、插入阴道、维持勃起和射精这连续发生的五个环节，其中任何一个环节都可能发生障碍，不管哪一个环节发生障碍，统称为性功能障碍。此前，性功能障碍关注比较多的有性欲异常、勃起障碍和射精障碍，而忽视了在插入过程中也可能发生障碍的这一现实问题。往往许多医生将此列入勃起障碍而误诊误治，使这类患者长期得不到治愈，医生往往没有认真地帮助他们寻找障碍的环节和原因，没有有效地去帮助他们克服这一障碍。不少患者辗转几十家大医院无功而返，反而更增加了他们的心理压力。这类患者在求治的早期阶段，往往被误诊为"ED"，经过多种治疗无效后，才认识到可能是存在插入障碍问题。

什么是逆行射精？

逆行射精是指在性交时，有阴茎勃起，有正常的射精感觉，也会出现情欲高潮，同时自己能够明显感觉得到有性交的快感，但是没有精液从尿道口喷射出来，而在性交结束后排尿时，可见到乳白色的精液漂浮其中。有些患者会感到射精时，后尿道部位略有不适与轻度灼烧感，尽管如此，依然不见精液的踪迹。此时失踪的精液其实悄悄地逆流射进了膀胱。这种有射精的快感，但无精液流出的现象被称为逆行射精。

逆行射精的诊断方法其实很简单，主要根据询问到的病史，如果在性交后，有性高潮和有性交的快感，也有射精的感觉，但无精液从尿道口射出，即可考虑逆行射精。还有一种诊断方法是，在性交或手淫之后，观察第一次排出的尿液中，是否有乳白色的漂浮物，并将第一次排出的尿液离心，取出沉淀物在显微镜下检查，如发现有精子，就说明是精液逆行射入膀胱，诊断就毫无疑问。

什么是缺血型和非缺血型阴茎异常勃起？

近年随着科学研究的深入，对持续勃起的原理已了解得比较清楚，阴茎的持续勃起可大致分为两种类型，即非缺血型和缺血型阴茎异常勃起。

（1）非缺血型阴茎持续勃起，是由于动脉血流入过多，但静脉流出并未受阻，此时海绵窦的平滑肌并未放松，所以超量流入的血液只使窦状隙部分扩张，大部分的血直接经未受累的白膜下静脉丛流出，因此海绵窦中的血液并无瘀滞和缺血，所以一般不产生疼痛。可见，非缺血型阴茎异常勃起，是阴茎动脉血流入过多导致，又称为高流量型阴茎异常勃起。

（2）缺血型阴茎持续勃起，主要是因为海绵体静脉阻塞所致，此时动脉供血也同时减少，故组织缺氧和酸中毒发展较快，极易引起海绵体和小动脉壁中的平滑肌麻痹，致海绵体腔内形成血栓，造成静脉输出管道完全闭塞，海绵体内压力极度升高使动脉输入也完全停止，由于海绵体缺血缺氧故可产生剧烈疼痛。因此，缺血型阴茎持续勃起，主要是由于海绵体静脉阻塞引起，继发阴茎海绵体动脉供血减少，又称为低流量型阴茎异常勃起。

一般通过病史和体格检查可大致明确两种分类。①缺血型阴茎异常勃起，如果发病持续几小时，常常由于缺血而表现为阴茎疼痛。体格检查时发现阴茎皮肤呈青灰色，阴茎一般呈半勃起状态，阴茎海绵体通常胀大但是不完全坚硬，有时因为阴茎剧烈疼痛而行走不便，如不及时治疗会很快导致海绵体小梁结构坏死和纤维化，故应作为急症抓紧治疗，以免发生永久性ED的后遗症。②非缺血型阴茎异常勃起，大多数勃起无疼痛，常由会阴损伤或阴茎直接损伤引起。体格检查时，阴茎完全坚硬。如果要最终确定诊断，则需抽取阴茎海绵体淤积的血液进行血气分析，根据血液中的含氧量来鉴别两种类型。阴茎彩色多普勒超声检查也可帮助鉴别两种类型，在缺血型异常勃起患者的阴茎海绵体内动脉血流很少，甚至不能观察到血流；而在外伤性非缺血型异常勃起患者的阴茎海绵体内可见正常动脉血流或者高速血流，同时可能观察到动脉瘘或假性动脉瘤。

检查篇

如何自我识别心理性和器质性勃起功能障碍？

勃起功能障碍（ED）主要分为两大类，器质性和心理性ED。ED的诊断首先是鉴别器质性和心理性ED。由于ED的器质性原因可能是单独存在，也可能器质性因素混合心理因素导致的病理状态，因此，ED多数情况下并不能绝对分为心理性和器质性ED两种类型，大部分ED为混合性因素。医生只能根据病史和检查初步鉴别出器质性和心理性ED，以此作为进一步选择治疗方法的参考。如何自我识别心理性和器质性勃起功能障碍？详细的病史能够帮助初步鉴别心理性和器质性ED，起病突然、良好的自发勃起和自我刺激勃起、既往有心理问题是心理性ED的诊断线索；起病缓慢、自发性勃起缺少和正常性欲一般提示器质性ED。需要特别注意的是，夜间勃起和晨勃在两类ED中都变异较大，作为鉴别诊断的依据并不可靠。

心理性ED患者，症状往往发生在一个突发性事件之后，比如失业、婚姻和人际关系紧张，青年人更多见于某次失败的性经历。特定的性交挫败事件通常会导致焦虑，在以后的性交活动中表现更强烈的焦虑和压力。大量研究报告，焦虑、压力和精神萎靡患者的大脑存在明显的生化和神经内分泌改变，这些神经生物学变化可以导致勃起功能障碍。压力和焦虑使体内的氢化可的松和肾上腺素水平上升，持续增强的交感紧张导致海绵体平滑肌收缩，使勃起能力下降。另外一种心理性ED患者，主诉是与某个性伴侣可正常性交，但与其他性伴侣性交时出现勃起功能障碍，诊断这类患者主要明确的是自我手淫和与性伴侣性交时的勃起硬度是否一致。

现在也可以通过一定的仪器设备来鉴别心理性ED和器质性ED。这种检查称为夜间阴茎胀大试验（NPT），是目前临床鉴别心理性和器质性ED的金标准。正常人夜间8小时熟睡时阴茎勃起3~6次，每次持续时间15分钟。NPT连续记录夜间阴茎胀大程度、硬度、勃起次数及持续时间。若NPT记录到一次阴茎头部硬度≥60%，且持续时间≥10分钟，则表明阴茎存在功能性勃起。由于NPT检查完全排除了心理影响，如果NPT检查监测到足够硬度的勃起就表明人体勃起相关的血管神经功能是完整的，ED最可能原因是心理性因素。

填写勃起功能障碍问卷有什么用途？

男性在一生中性功能会随着年龄、环境、精神状况而有所不同，决不可因为偶尔一次"表现不佳"，就认为是性功能障碍。为了客观的量化勃起功能障碍（ED）的程度，使男科医师和对自己性能力有疑惑的男性初步了解是否真的存在勃起功能障碍，并评估勃起功能障碍的严重程度，世界各地的男科专家都在设计理想的勃起功能障碍问卷表。目前国际上比较常用的问卷为性功能指数（sex function index，SFI）问卷和国际勃起功能指数（international index of erectile function，IIEF）问卷。SFI问卷共9个问题，包含了性欲、勃起、射精三个方面的评价及总体满意度；IIEF问卷共15个问题，囊括了性欲、勃起、性高潮、性交满意度、总体满意度评价。二者均是基于详细的统计学分析而设计的，具有高度可靠性和可重复性，为男科学、性学界广泛接受。

国际勃起功能评分（IIEF）及阴茎硬度评估是可靠和有效的。IIEF问卷的设计者还提出IIEF改良版IIEF-5，将15个问题简化为5个问题，IIEF调查问卷表的5个简化问题（IIEF-5）在临床诊断ED过程中广泛应用，结果具有稳定、可靠、一致性、有效鉴别等特点，已经成为诊断ED的标准工具和疗效判定标准。患者可以根据过去6个月内的性生活情况进行回答，医生通过最后的评分给出客观评估。根据IIEF–5最终评分来诊断ED，总分为25分，得分≥22分为勃起功能正常，并按分值大小依次将ED的严重程度分为轻度（12~21分）、中度（8~11分）和重度（5~7分）。经1152名男性测试，利用IIEF–5诊断ED的敏感度为98%，特异性为88%。IIEF–5简洁、方便，目前是ED的一个重要筛查诊断工具。

因此，勃起功能障碍患者可以填写一份问卷，有5个问题的简单问卷，也有15个问题的复杂问卷，最后通过计算所得的分数，就能初步判断勃起功能障碍的严重程度。这份问卷除了能够判断勃起功能障碍的严重性，还可以判断治疗效果。在患者治疗后，同样可以再次做一次问卷，看看自己治疗后的分数变化，是增加还是减少了，如果分数增加则说明患者勃起功能有好转，如果得分减少则说明患者的勃起功能没有改善，需要继续接受治疗或改变其他有效的治疗方法。

阴茎勃起障碍要做哪些身体检查？

前面我们已提到可以通过勃起功能问卷初步了解是否存在勃起功能障碍，但要确定是什么原因导致的勃起功能障碍，就需要到医院进行检查。专业的男科医师通常会给予或建议的检查包括体格检查、实验室检查和特殊检查。

每个ED患者有必要做全面的体格检查，除常规应检查心血管、肺部、肝脾及双肾外，重点应关注第二性征发育、生殖系统、周围血管及神经系统检查，如阴茎硬结症、前列腺增大或不规则结节，或体征和症状提示性腺功能减退症（小睾丸、第二性征变化等）。ED患者由于阴茎发育异常，例如尿道下裂、先天弯曲或阴茎硬结症伴硬度保留，可能需要进行外科矫治。超过40岁的每个ED患者均应进行一次直肠检查。如果前3~6个月中没有评估血压和心率，则应当进行测量。必须特别注意心血管疾病患者。

1. 第二性征发育

包括体型、皮肤、骨骼肌肉发育、喉结、胡须、体毛分布与疏密程度及男性乳房发育等。心理性ED体检一般与正常人相似，而内分泌功能障碍可有不同程度的异常表现。

2. 生殖系统检查

观察阴茎大小，有无硬结及畸形。正常人阴茎长为4.5~8.6cm，直径2.1~3.1cm，周径7~9.5cm。过度肥胖患者，由于脂肪较厚，阴茎埋陷入皮下脂肪内，常误认为阴茎小。检查时可双手将耻骨旁两侧下垂脂肪上提，使阴茎能充分暴露。阴茎过小多与内分泌因素有关，此外，先天性尿道下裂、上裂由于解剖异常限制了阴茎发育，也会小于正常。正常成年男性睾丸长3.5~5.5cm。阴囊内未触到睾丸需考虑隐睾、异位睾丸或先天性无睾症。睾丸容积小于12ml视为先天性发育不良或后天萎缩。双侧均小者，多为下丘脑、垂体及性腺本身病变，而单侧睾丸小常见于局部因素影响，如外伤扭转、精索静脉曲张、隐睾、睾丸炎、萎缩等。

3. 外周血管检查

触摸股动脉、足背动脉及阴茎背动脉搏动较弱。阴茎背动脉较细，需仔细触摸，患者平卧位以手指轻压在阴茎背侧根部，即可触到搏动感。

4. 神经系统检查

应包括会阴部感觉、腹壁反射（T_1~T_{12}）、提睾肌反射（L_1~L_2）、膝反射（L_1~S_2）及球海绵体肌反射（S_2~S_4）。球海绵体肌反射检查方法为：患者膝胸卧位，检查者右手食指伸入肛门，首先了解肛门括约肌张力，待肛门括约肌松弛时，以左手二指快速挤压阴茎头，正常情况下，伸入肛门手指很快能感受到括约肌反射性收缩，若无反应或较弱反应，提示可能为神经反射障碍。

从血液里能否找到勃起功能障碍的"蛛丝马迹"？

越来越多的证据表明，随着年龄的增长，性腺功能减退的患者越来越多，而性腺功能减退与ED之间的相互关系十分紧密，应该重视ED患者的内分泌激素评估，男性性功能障碍中的大多数内分泌疾病核心在于睾酮。

当人体阴茎出现勃起障碍时，往往能从血液里找到勃起功能障碍的"蛛丝马迹"。当检测到低睾酮水平时，还应该进行检测其他的相关激素，例如泌乳素和促黄体生成素。如果观察到任何异常，可能需要转诊至内分泌科专家处就诊。

1. 睾酮

正常男性每天睾酮的分泌量为4~8mg/d（0.24mol/d），以脉冲方式分泌。睾酮分泌有昼夜节律，凌晨最高，傍晚最低。考虑到血清睾酮分泌有昼夜节律，因此，抽血检查应该在早晨8~11点之间。尽管目前各实验室的血清睾酮正常值范围有很大差异，但年轻人清晨睾酮值低于350ng/dl为可疑存在性腺功能减退，对于老年人诊断标准不明确，需要一些额外的信息，例如临床症状。如果睾酮水平低或正常下限，需要第二次检测来证实，同时评估黄体生成素（LH）和泌乳素。需要检测以下一种或几种激素水平来诊断雄激素缺乏：①总/游离/生物活性睾酮；②性激素结合球蛋白（SHBG）；③LH；④卵泡刺激素（FSH）。

2. 泌乳素

由于高泌乳素可以抑制睾酮分泌，因此睾酮明显减低伴性欲减退时推荐检测泌乳素。高泌素血症的患者性欲可能正常或可疑正常。检测泌乳素时应慎重，以避免因应激、膳食或摄入某些类型的药物导致高泌乳素血症的假阳性诊断。服用雌激素、西咪替丁、克罗米酚、甲基多巴、酚噻嗪等可引起泌乳素升高。理想的应该是在休息20分钟后立刻采血。勃起功能障碍患者中泌乳素升高者占1%~16%，但真正发现有垂体微腺瘤者仅占0.3%。当泌乳素≥20ng/ml时应怀疑有泌乳素瘤可能。一旦确认高泌乳素血症的诊断，需要进行下丘脑垂体的检查（如果可能最好进行磁共振检查），以除外导致高泌乳素血症的垂体肿瘤的可能。

3. 其他激素

有些乳腺发育或怀疑雄激素抵抗（睾酮和LH水平很高而雄性化水平低下）的男性应该测定血清雌二醇和生殖器皮肤上的雄激素受体。第二性征快速缺失的患者可能同时有睾丸和肾上腺功能的衰竭，也应该检测肾上腺的功能。其他的内分泌异常，如甲状腺功能亢进和甲状腺功能低下、肾上腺皮质功能障碍或肿瘤都可能影响性功能，如果怀疑应该进行检查。

去医院"看"勃起功能障碍，为何要"步步为营"？

当不幸患了勃起功能障碍，不要不好意思，特别是爱面子的男士，顾忌隐私，应该勇敢面对，寻求专业医师的帮助，找到病因，接受最合理最有效的治疗方法，早日摆脱勃起功能障碍的困扰。专业医师在对勃起功能障碍（ED）的患者进行诊治时，通常会遵循有效的诊疗程序，"步步为营"，既不会遗漏也不会重复，从而达到最经济、最有效的治疗目的。下面我们介绍专业医师所应用的ED诊疗步骤以及可能的结果。

第一步：ED的诊断

（1）医师全面地询问病史：以明确目前存在问题的特性；评估进一步检查的必要性；决定是否转诊或其他专科的介入。其中就包括对国际勃起功能障碍问卷的填写。

（2）医师询问性交史：包括勃起功能障碍发生的时间、严重性、手淫情况；性欲及射精的改变；配偶的性功能等。

（3）医师询问既往疾病：包括有无糖尿病、贫血、肾衰竭等；有无长期用药、曾行外科手术；精神疾病或性传播疾病。

（4）对患者进行社会心理评估：了解目前的心理状态；与过去和现在性伴侣的关系；有无性伤害或性乱交史等。

（5）对患者进行体格检查：包括一般情况；第二性征；心血管系统检查、神经系统检查及泌尿生殖系统检查。

（6）实验室检查：测定睾酮、泌乳素、血糖、血常规及血脂等。

总之，医师希望通过这一过程判断：①患者是否确实患有ED；②ED的严重程度如何；③是什么原因导致ED；④存在时间；⑤ED是否需要医疗行为的干预。

第二步：患者及配偶的评估和教育

（1）医师告诉患者ED可能的病因、危险因素以及不良生活方式对性功能的影响。评估与纠正患者和配偶对性的期望。

（2）医师评估患者是否需要接受特殊检查。主要围绕治疗方案的选择需要一些特殊的检查结果帮助判断；存在工伤补偿或司法鉴定需要等。

（3）ED的特殊检查：包括阴茎夜间勃起试验（NPT检测）；海绵体内药物注射；阴茎超声；海绵体测压；生物感震测量；球海绵体反射时间测定；躯体感觉激发电位；甲状腺功能检测；垂体功能检测；心理及精神科会诊等。

第三步：纠正可逆性病因

（1）改进不良生活方式和社会心理因素。

（2）改换可能引起ED的药物。

（3）纠正阴茎的解剖异常。

第四步：三线治疗的选择

医师选择治疗方案的原则是：①按渐进性模式选择；②考虑患者用药的方便性；③治疗方法是否可逆；④治疗对患者的损伤性大小；⑤费用是否昂贵。

一线治疗：包括口服药物；使用一些物理治疗方法，如负压吸引器和低能量冲击波；性心理或性行为治疗。它们通常危险性低，并发症少，适用于初级保健条件的大部分患者。

二线治疗：包括尿道内给药；阴茎海绵体内药物注射。通常用于一种或多种一线治疗失败或出现不良反应，而患者也自愿选择这些轻度有创治疗方法。

三线治疗：外科植入可膨胀或半硬性假体。适合严重、其他治疗失败的勃起功能障碍患者。

最后，医师对接受治疗的每一位患者都会做到定期的随访，重新评估，以便及时了解病情变化；是否有其他内科疾病发生；是否需要改变治疗方案；是否需要调整药物剂量；交流最新的治疗手段等。

如何探究阴茎"夜间运动"的秘密？

每个健康男性一定体验过这样的经历，就是早晨醒来常发现阴茎呈勃起状态。每一个健康男性，自婴儿时期开始到老年期，夜间总是存在不自觉的阴茎勃起，平均每晚均有勃起至少3次以上，总时间约为100分钟。因为熟睡时影响勃起功能的精神心理因素已消除，于是男科医师就利用这种阴茎"夜间运动"的生理现象，通过仪器检查夜间阴茎勃起的时间和次数，如果白天发生勃起功能障碍，而夜间阴茎勃起次数、强度和时间正常，则考虑是心理性原因；如果夜间阴茎勃起次数、强度和时间不正常，则考虑可能存在器质性的原因。这种检查夜间阴茎勃起次数、强度和时间的方法就称为夜间阴茎胀大试验（NPT）。凡由于情绪紧张、焦虑等心理性原因引起的勃起功能障碍患者，通常其夜间勃起功能正常；而血管性、神经性和内分泌性勃起功能障碍患者其夜间勃起次数会减少，硬度会减退。

NPT检测已经出现了多种方法。1980年开始使用邮票环置于阴茎根部来测量夜间勃起情况，1982年使用测量箍带（snap gauges）来测量夜间勃起，近来又相继出现了睡眠实验室夜间阴茎胀大和硬度测量（NPTR）、RigiScan和NPT生物电阻测定系统（NEVA）。

利用硬度测试仪RigiScan检查方法：在夜间睡觉前将两个测试环分别安置在阴茎的前端和根部，随时记录阴茎粗细和硬度的变化，并将数据传送至小型记录仪上，医师可根据记录分析数据。这是目前国际上公认的唯一可测定阴茎夜间膨胀度和阴茎硬度的无创检查方法。根据正常人群的检查结果，NPT检查勃起功能的正常参数如下：每夜勃起3~6次，每次勃起持续10~15分钟，阴茎勃起硬度大于70%，阴茎周径膨胀大于2厘米。但是，最近也有研究认为，NPT正常勃起功能参数为，阴茎勃起硬度大于60%，持续时间大于10分钟。总之，NPT的基本参数有两个，阴茎勃起的有效硬度和持续时间。

总之，NPT检测的主要好处就是不受心理因素的影响，能够检测睡眠相关疾病。完全的勃起提示血管神经束功能完整，ED的原因最有可能是心理性的。NPT检查的不利因素就是NPT结果是年龄依赖的，而且费用高。尽管如此，在一些特定的情况下NPT检测仍然是一项有价值的检查工具，还需要其他的客观资料来做出最后的诊断。

日间阴茎勃起试验的作用是什么？

阴茎勃起有三种不同的类型：夜间勃起、心理性勃起和反射性勃起。夜间阴茎勃起和晨间勃起是一种自发性勃起，没有经过人体以外的任何其他刺激诱发的勃起，这种勃起称为夜间勃起。在白天，平时人体阴茎始终处于疲软状态，当大脑皮层接收一些有关性的视觉、听觉或嗅觉甚至性幻想刺激后，产生的勃起冲动下传至勃起中枢，导致阴茎勃起，这种勃起称为心理性勃起。当阴茎头及生殖器皮肤受到异性的抚摸触觉刺激后，刺激产生的冲动经过传入神经到达勃起中枢，再经传出神经至阴茎海绵体，也可导致阴茎勃起，这种勃起称为反射性勃起。NPT是一种监测夜间阴茎勃起情况的阴茎勃起试验，而视听性刺激阴茎勃起试验（AVSS）是一种在日间进行的阴茎勃起试验，日间AVSS检查时患者需要接受有关性的视听觉刺激或血管活性药物来诱发阴茎勃起，这是一种在"光天化日"之下进行的一项阴茎勃起试验。NPT每晚需要连续监测8~10小时，至少需要连续2~3晚，耗时较长，费用高，而且一般需要在病房或专门的睡眠实验室做。AVSS记录患者接受视听性刺激或血管活性药物刺激后阴茎的胀大和硬度情况，与NPT比较耗时少、费用低廉，在门诊单间安静诊室即可完成，耗时一般在1小时以内。由于AVSS相对简单和快速，适用于门诊快速初步诊断以及预测和评估药物疗效。

那么，这种"光天化日"之下的进行的日间阴茎勃起试验有什么意义呢？一般认为，尽管夜间阴茎勃起和视听觉性刺激诱导阴茎勃起的神经生理机制不同，人体对AVSS的正常勃起反应表明与勃起有关的心理神经血管功能的完整性，ED原因最可能来源于心理因素。研究显示，AVSS鉴别心理性和器质性ED也具有一定价值。在AVSS与阴茎海绵体药物注射（ICI）和阴茎多普勒超声检查诊断ED的比较研究中，AVSS诊断心理性ED的敏感性和特异性分别为71%和96%，诊断器质性ED的敏感性和特异性分别达97%和71%。在AVSS与NPT的比较研究显示，AVSS诊断心理性ED的敏感性和特异性分别为71%和92%，总准确率为77%，AVSS简便、实用和相对便宜，具有与NPT相当的诊断价值，可作为ED病因诊断的选择。但是，由于AVSS在患者清醒状态检测，难以避免来自患者自身心理因素等诸多因素干扰，导致假阴性结果。这些因素包括视频因素（重复或反复AV刺激、AV偏好、AV无兴趣甚至AV厌恶）、年龄因素、检查时身体状况、对检查环境和设备陌生感等。

如何破解阴茎勃起的神经调控"密码"？

支配阴茎勃起的大脑皮质、脊髓和（或）周围神经疾病均可引起ED。常见的大脑疾病有脑卒中、癫痫、帕金森病和阿尔茨海默病和损伤等；脊髓病变有损伤、多发性硬化、脊柱裂、脊髓痨、脊髓空洞症、椎间盘突出症和肿瘤等；周围神经疾病有外科手术和外伤损伤盆腔神经丛、阴部神经和海绵体神经等。糖尿病、尿毒症、酒精中毒和某些维生素缺乏也可以导致周围神经病变发生。

近几十年来，随着人们对阴茎勃起机制的进一步认识，始终在努力破解阴茎勃起的神经调控"密码"，最近用于检查阴茎神经的方法也有了较大的发展。但是，针对在勃起过程中起重要作用的自主神经系统检查方法极少，临床上只能通过检查与阴茎勃起有关的躯体神经和涉及自主神经的器官和系统的功能来推断参与阴茎勃起的神经系统状况。病史和体检仍是神经性勃起功能障碍诊断的主要手段。

1. 阴茎生物阈值测定试验

阴茎生物阈值测定试验（biothesiometer）是通过一个手提式电磁装置

置于阴茎干的两侧和阴茎头，产生各种振幅的震动刺激来测量阴茎的知觉敏感阈值。有研究发现，阴茎头生物阈值与阴茎背神经的神经生理学检查结果之间无相关性，可能是由于震动对阴茎头来说刺激不够，阴茎头里只含有游离神经末梢，而几乎不含有震动感受器。这表明阴茎头神经分布的生物阈值测定不适合用于评估阴茎的神经分布，不能代替其他神经生理学检查。

2. 球海绵体肌反射潜伏期和坐骨海绵体肌反射潜伏期

球海绵体肌反射（BCR）和坐骨海绵体肌反射（ICR）是通过测定阴茎感觉传入神经至脊髓，再从运动传出神经到球海绵体肌和坐骨海绵体肌的速度，能较客观地评估骶髓、马尾神经和周围神经功能的完整性。用两个环状电极缚于阴茎上，分别置于冠状沟和近端3cm处，同心针电极分别插入双侧的球海绵体肌和坐骨海绵体肌，记录受检肌在放松状态下的电位变化，包括感觉阈、反射阈、反射潜伏期和波形。异常潜伏期定义为超过平均值的三个标准差（30~40ms），提示可能有神经病变。理论上，球海绵体肌反射和坐骨海绵体肌反射能够确定阴部神经和马尾神经病变，但其不能评估自主神经系统的完整性。因此，在ED的病因诊断上应予以注意。

3. 生殖器脑诱发电位

生殖器脑诱发电位（genitocerebral evoked potential）是通过电刺激阴茎神经，记录骶髓和大脑皮质的诱发电位波形。大脑对外周神经刺激的反应电位是一种振幅非常小的电位，需要使用一种复杂的电子设备来记录和分析。第一个潜伏期是从刺激到脊髓反应的时间，第二个潜伏期是从电刺激到大脑反应的时间，也是总的传导时间。这两者之差就是中枢传导时间。与BCR潜伏期不同，这是一个纯粹的感觉评估。这个研究不常规使用，但神经检查有细微异常的患者，可以客观地评估阴茎感觉传入异常的存在、定位和特点。用两个环状电极缚于阴茎干，阴极置于阳极的近端2cm处，电刺激阴茎背神经，极间阻抗<2kΩ强度为感觉阈的3倍，频率3Hz，叠加200次。检测P1波峰潜伏期、波幅和波形情况。潜伏期的正常范围为36~47ms。潜伏期延长或波形未引出为异常。

4. 海绵体肌电图

Wagner 等在 1989 年报道在阴茎疲软和视觉刺激下通过一个针状电极直接记录海绵体的电活动，即海绵体肌电图（CC-EMG）。他们发现在疲软状态下海绵体的电活动为有规律的慢波伴有间歇性的电位爆发。在有视觉性刺激或海绵体内注射平滑肌舒张药物海绵体完全勃起时这些爆发的电位经历了由高频低电幅到电静止状态的过程。在疲软时电活动又恢复。可疑自主神经病变的患者可以发现一种不同的电活动模式，视觉性刺激或海绵体内注射血管活性药物后仍持续出现活动电位。

现在普遍认为正常对照组在疲软状态下记录的 CC-EMG 是可重复的，而只有个别患者的 CC-EMG 振幅是规则的，绝大多数是不规则的。最大振幅在 120~500mV 之间，平均时相为 12 秒。尽管如此，仍有一些根本问题和如何对结果进行解释没有得到解决。所以，尽管有一些临床应用，但这项检查仍被看作是实验性检查。

"小鸡鸡"可以"打针"吗？

阴茎海绵体注射（ICI）是指将血管活性药物直接注射入阴茎海绵体内引起阴茎勃起的一种 ED 的检查或治疗方法。1981 年，科学家偶然发现将罂粟碱注入阴茎背动脉可诱发阴茎勃起，此后临床医师利用血管活性药物治疗勃起功能障碍。在治疗过程中发现这种方法对有些血管性勃起功能障碍患者无效。到 1984 年，科学家们开始应用海绵体内注射罂粟碱的方法来诊断血管性勃起功能障碍。至今仍使用该方法鉴别血管性勃起功能障碍，但血管活性药物有新发展。目前常用的药物有：罂粟碱、酚妥拉明、前列地尔（前列腺素 E）及血管活性肠肽等。有时采用混合药物注射阴茎海绵体。

（1）方法：在一个安静舒适的环境里，用手牵拉阴茎，选择一侧阴茎海绵体，在靠近耻骨处阴茎海绵体侧方中段选作注射部位，给予皮肤消毒，用 1ml 小注射器，避开浅表血管，垂直皮肤进针，待针完全进入阴茎海绵体后，缓慢将药物注入。注射完毕拔针后局部按压 3 分钟。注射 5~10 分钟后阴茎勃起，测量阴茎与大腿的夹角。

（2）判断：阴茎与大腿的夹角（勃起角）大于90°，说明无血管病变。60°~90°者应怀疑有血管病变，需要进一步检查；小于60°者则提示存在血管性勃起功能障碍。

（3）不良反应：阴茎海绵体血管活性药物注射实验是一种有创的检查手段，所以可能会有并发症。常见的并发症有低血压、头疼、阴茎异常勃起、阴茎血肿及海绵体炎等。经常注射，远期可导致阴茎海绵体纤维化。尤其异常勃起，要特别关注。注射3~4小时若阴茎仍然勃起，需要找医师及时进行处理，如海绵体抽吸血液，或者注射收缩血管药物。

如果注射后可能马上出现头晕、低血压、疼痛、头晕多为直立性低血压引起，平卧几分钟后即可缓解。疼痛主要是因为操作时误将药物注入阴茎头部，将包皮缩回并用拇指和示指挤压龟头可防止此类并发症。注射方法不当也会产生阴茎的青肿与创口出血。有些人则可能发生用药无效或阴茎异常勃起等。如阴茎勃起超过4小时仍不消退，称之为阴茎异常勃起，可注射肾上腺素、多巴胺或阿拉明，或者进行阴茎海绵体抽吸术。

若长期使用阴茎海绵体内药物注射，则可能出现阴茎海绵体纤维化、阴茎疼痛或药物作用无效。海绵体纤维化发生率为1.9%~6%不等，表现为不同形状的硬结或硬块。往往是多次注射或酸性注射液刺激所致。因此应控制注射频率并不断变换注射部位。

超声波如何探测阴茎血流的奥妙？

对怀疑有血管性勃起功能障碍的患者，采用阴茎海绵体血管活性药物注射实验只能了解有无血管性勃起功能障碍，但不能确定是阴茎动脉的问题还是阴茎静脉的问题，也不了解血管病变的具体部位。为了解答这些问题，1985年科学家采用高频超声探头和多普勒技术来准确测定阴茎的血流。

超声检查时应用两种不同功率的探头，并融入了彩色技术，所以又称为彩色双功能超声检查（CDDU）。其中高频探头（7.5MHz）用于测定阴茎血管的内径，并能显示阴茎海绵体、尿道海绵体及白膜，观察阴茎有无病理性改变；而普通探头（4.5MHz）用于测定阴茎血流率。检查时通常结合阴茎海绵体内注射血管活性药物，比较注射前后阴茎血流的变化，从而对阴茎动脉血供和静脉闭合机制作出深入的了解。

1. 检查方法

检查时患者采取平卧位或者截石位，阴茎置于前腹壁或用毛巾架在两腿之间。使用高频的线阵式换能器以获得高分辨率的图像。在阴茎上涂布足够量的超声导电胶以获得高质量的图像，探头避免过分用力压迫阴茎，尤其对外伤患者。在横切和纵切面都要检查，从阴茎头水平开始向下至阴茎根部。

由于勃起功能在很大程度上受心理因素的影响，因此CDDU应该在一个安静、私密的环境下操作，最好只有患者和操作者两人在场。检查前需要用药物使阴茎勃起，促进阴茎勃起的药物很多，目前多采用前列地尔（PGE1）作为第一次海绵体内注射药物。有部分患者第一次ICI往往反应不好，如过分紧张焦虑、长期服用影响勃起功能的药物（主要是抗高血压药和三环类抗抑郁药）、吸烟和糖尿病。第一次注射后如果没有达到充分勃起则需要第二次ICI，但对重复用药以达到最大阴茎勃起的药物和剂量没有统一的观点。

2. 评价指标

一般来说，在充分的药物刺激后，收缩期峰值血流量（PSV）>30cm/s、舒张末期速度（EDV）<5cm/s和抵抗力指数（RI）>0.85。RI计算公式：$RI = (PSV-EDV)/PSV$。①当$PSV \geq 25cm/s$，EDV为0或负值者，提示血管功能正常。当双功能超声检查正常时，没有必要进行进一步血管检查。②当PSV<25cm/s时，可考虑阴茎动脉血供不足。③当动脉反应正常时，EDV>5cm/s并且RI<0.85，可考虑阴茎背静脉闭合不全或静脉瘘。虽然CDDU在静脉性ED的诊断中仍然存在争议，但只要正确使用，还是可以很好地用于诊断静脉性ED。静脉性ED的参考诊断标准仍为海绵体造影。

3. 注意事项

尽管用血流定量诊断血管疾病时会采用许多不同的参数，但只有几个用于ED的诊断，如PSV、EDV和RI。PSV代表的是在整个心脏收缩期可检测到的动脉内最大流速。为了获得准确的测量值，需要注意五点：①测定时探头位置应放在阴茎阴囊交界处，因为测量部位越远，受海绵体内压力影响的程度越大。②检查所测量的动脉是阴茎的主要供血动脉，而不是次级海绵体血管或者背动脉的穿支。③注意接受超声波角度或者探头的方向。血流速度的测定取决于接受超声波角度的余弦，当角度接近90°数值会发生很大的差异，而接近0°时这种差异会明显降低，为了测量的精确和可重复性，检查者必须将角度修正在60°以内。④必须提醒的是，如果规定最大PSV形成时间是在前列地尔ICI后5~6分钟，那么将有22%的患者有更长的潜伏时间（1~18分钟），所以PSV的多普勒测量应该持续至少20分钟。⑤对年轻人（≤30岁）的低PSV结果的解释需谨慎。在评价CDDU结果时应该考虑到由于环境导致交感神经亢奋作用、阴茎注射引起的恐惧，还有潜在的心理干扰。在考虑进行其他有创诊断或治疗之前，推荐重复进行CDDU检查。

4. 局限性

CDDU也存在一定的局限性，主要有：①检测技术要求较高，不同的检查者因操作技术不同而误差较大；②不同的设备和计算软件，测定时存在误差；③患者的情绪和精神状态对检测结果有一定影响。所以，目前临床上还没有统一的超声标准，这也影响了这种检测的推广。

5. 检查后处理

由于CDDU过程中需要进行ICI，检查完毕后患者不能马上离开，须等阴茎完全疲软后方能离开，以防止发生阴茎异常勃起。如果检查后阴茎持续勃起超过3~4小时，需要药物来纠正，以防止异常勃起而需手术干预。注射选择性的α肾上腺素受体激动剂（1~2mg甲基肾上腺素或去氧肾上腺素）1:10稀释，向海绵体内每5分钟注射一次，最长1小时，通过α肾上腺素能作用来拮抗PGE1的扩血管作用。在治疗过程中需要观察患者的一些症状如急性高血压、头痛、反射性心动过缓、心动过速、心悸和心律不齐等。必要时进行海绵体放血，以减少 α 肾上腺素受体激动剂用量和缩短疲软的时间。

为什么要测定阴茎海绵体内的压力？

过去动态灌注海绵体压力测定和海绵体造影（dynamic infusion cavernosometry and cavemosography，DICC）主要用于ED治疗前评估静脉功能，以指导手术治疗。在20世纪90年代，几乎所有ED 患者的评估都必须进行此项检查。由于DICC操作复杂而且有创，而且阴茎静脉手术越来越少，大部分阴茎血管检查已经被阴茎多普勒彩超所取代，但DICC在诊断海绵体静脉闭塞功能不全方面有很高的准确性，并且可以同时准确记录静脉漏的位置，欧洲指南仍推荐在多普勒彩超发现异常时建议进行DICC检查。如果阴茎海绵体的"抗压能力"小到一定程度，就说明阴茎海绵体存在静脉瘘的可能，因此，DICC的检查结果可以作为诊断海绵体静脉漏的"金标准"，并通过海绵体造影来证实静脉漏的位置，以指导静脉手术。

（1）操作技术：目前最常采用的测压技术为药物性灌注测压。灌注前先向海绵体内注射血管活性药物如罂粟碱、前列腺素等诱发阴茎动脉松弛，抵消任何生理抑制反应，使海绵体平滑肌完全舒张。药物的作用是模拟勃起的生理性启动，这和单靠海绵体被动性灌注诱发的静脉闭塞不同。

海绵体测压的具体方法：距阴茎根部1/3处消毒后将2只19号针分别插入两侧远端海绵体内。注入少量造影剂，确保针定位准确后，其中一支针注射血管活性药物后和压力检测器相连，保证传感器和针头在同一水平面上，这样可以记录到起始的海绵体内压力，另一支针通过调速泵和生理盐水相连。传感器定标后，按计算机测定程序自动测定。起始灌注速率为10ml/min，逐渐增至100ml/min，海绵体内压力稳定地保持在100mmHg（130cmH$_2$O）。此时的灌注速率为维持灌注速率。接着关闭灌注泵，记录海绵体内压力下降速率，测定30秒后的压力值。在此期间记录勃起的目测情况及主观评价。在测压后可立即进行海绵体造影。

药物性海绵体灌注造影的具体方法：患者仰卧位，阴茎根部扎弹力带，中部外侧消毒后注入血管活性药物罂粟碱或前列腺素 E_1，3~5分钟去除弹力带，用9号针头刺入海绵体内，以80~100ml/min的速度快速注入30%泛影葡胺或非离子造影剂40~100ml，通过监视器观察阴茎海绵体形态、海绵体血流率以及阴部、骨盆内血管显示的范围。于注射造影剂30、60、90、120、900秒时分别摄片。

（2）诊断标准和临床应用：DICC评价静脉闭塞功能的主要诊断指标包括维持勃起的流速（FM）、海绵体内压力下降速率（PD）和海绵体造影的影像。

目前DICC诊断静脉漏的标准不统一。一般认为，在海绵体平滑肌完全松弛的情况下，维持海绵体内压力应<3~5ml/min，30秒内海绵体内压力下降应<45mmHg。当维持流速>5ml/min，30秒内压力减低>45mmHg，可诊断海绵体静脉闭塞功能不全，而且维持流速越大、压力减低越显著，提示静脉漏越严重。

静脉闭塞功能正常者的海绵体造影应该可以看到阴茎海绵体显影，而静脉结构和尿道海绵体都不显影。海绵体造影发现的静脉漏特征可表现为阴茎头、尿道海绵体、阴茎背深静脉、旋静脉等显影，其中55%~100%的患者可见背深静脉，55%~77%的患者可见近端海绵体和脚静脉，55%~100%可见尿道海绵体。在ED患者中大约15%可发现异常静脉，它们和大隐静脉、阴囊静脉、股静脉交通。约有1/3的静脉漏患者为单一静脉系统引流，其余患者均为混合性静脉漏。

神经检查如何识别早泄的神经"传输故障"？

早泄的具体发病原因仍然不明确，目前认为躯体疾病和神经电生理紊乱等因素可能导致早泄发生，而心理环境因素可能维持或强化了早泄的发展。有关早泄的神经电生理检查主要是测定阴茎体感诱发电位和阴茎皮肤交感反应，采用肌电图/诱发电位仪分别行阴茎背神经躯体感觉诱发电位和阴茎头躯体感觉诱发电位的检测。具体方法如下：室温保持在体表舒适的26℃~28℃，受试者仰卧在检查床上。①阴茎背神经体感诱发电位（DNSEP）：将两个电极环放于阴茎体两端提供电刺激，间隔约2cm。将矩形电流脉冲持续时间调整为1.00ms，频率调整为3Hz，从0mA逐渐增加电流强度，直至患者告诉可感知的阴茎体部轻微针刺样刺激，刺激强度调整为此时刺激量的3倍左右，以不引起患者不适为前提，在右手腕处安置接地电极。头皮部记录电极及参考电极使用针电极，分别置于Cz（国际10-20系统电极放置法）和FPz，电极阻抗<5kΩ，行200次叠加，电刺激引发的第一个向上波峰为DNSEP的P40潜伏期，波幅变化按照波峰、波谷的电压差计算。②阴茎头体感诱发电位（GPSEP）：将两个表面电极置于阴茎头两侧提供电刺激。将矩形电流脉冲持续时间调整为1.00ms，频率调整为3Hz，从0mA逐渐增加电流强度，直至患者告诉可感知的阴茎头部轻微麻木感，刺激强度调整为此时刺激量的3倍左右，以不引起患者不适为前提。接地电极、头皮部记录电极、参考电极放置方法同上，电极阻抗<5kΩ，行200次叠加，电刺激引发的第一个向上波峰为DNSEP的P40潜伏期，波幅变化按照波峰、波谷的电压差计算。③阴茎皮肤交感反应（PSSR）：记录环状记录电极和参考电极分别放置在阴茎冠状沟及阴茎体根部，接地电极放置在右手腕。方波脉冲电流刺激右侧腕部正中神经，脉冲电流持续时间为0.1ms，强度70mA，放大器带宽为0.1~100HZ，扫描时间为10秒。随机刺激，刺激间隔约30秒，连续记录3~4个反应。平均各个波形的潜伏期及波幅为最终PSSR的潜伏期和波幅。

神经检查是治疗早泄的"指路牌"吗？

通过神经电生理检查，可以将早泄患者分为阴茎感觉传导高兴奋性、交感神经高兴奋性、两者均异常和神经电生理正常等四种不同类型。神经检查作为早泄治疗的"指路牌"具有一定价值，根据这些结果，医生能够精确地对早泄按照神经传递异常进行分类，在后续治疗过程中，针对不同的类型，选择不同的治疗方案，可以获得更好的治疗效果。主要有以下两类神经电生理异常。

1. 阴茎感觉传导高兴奋性

阴茎体感诱发电位（阴茎头和阴茎背神经体感诱发电位）是用电刺激阴茎背神经末梢，并在头皮记录电波变化，以评价阴茎背神经向心性传导功能和脑神经中枢兴奋性的比较客观的检查方法，其可提示阴茎的敏感性及感觉神经传导的兴奋性。经过科学研究表明，对于评价早泄患者的神经感觉功能，阴茎头体感诱发电位比阴茎背神经体感诱发电位有更好的特异性。这类检查中包含两个重要数据，一个是诱发电位，另一个是潜伏期。由于体感诱发电位的波幅受到刺激、记录参数及生物因素等诸多影响，并且它在正常人群中变异也较大，故认为诱发电位的诊断价值远小于潜伏期长短。所以，临床医生一般根据潜伏期的长短来诊断，如果潜伏期偏离健康人群平均值的1.96倍则判定为异常，超过正常值判断为阴茎感觉传导兴奋性降低，低于正常值判断为阴茎感觉传导兴奋性增高。

2. 交感神经高兴奋性

交感神经皮肤反应（SSR）是指人体接受刺激后出现的皮肤反射性电位，是检测自主神经功能的电生理方法之一。SSR是脑和脊椎参与下的皮肤催汗反射，所记录到的是与汗腺分泌活动有关的表皮电压变化。电刺激可以引起大脑产生兴奋性冲动，经脊髓下传，在T11~L3水平进入交感干，经腹下神经、盆神经到输精管、精囊、后尿道及阴茎等部位。记录会阴部皮肤的交感神经反射可以评价脊髓胸腰段交感神经的输出情况。一般正常人群PSSR的波幅更为稳定，而在PE患者中，PSSR波幅往往偏离健康人群对照组平均值的1.96倍。

不射精和逆行射精怎么区别？

不射精是指在性交过程中不能射精，当然也就没有性交快感与性欲高潮。按理说，正常性交过程中，一旦射精结束，阴茎也就会在短时间内随之软缩。而不射精是阴茎勃起正常，插入阴道后反复阴道刺激，总不能达到射精高潮，而发生射精。不射精者，可有手淫射精或发生遗精。也有患者任何情况下均不能射精，或性交不射精，但在某些特殊体位时可射精。

不射精症的诊断，首先依靠仔细询问病史。患者勃起功能正常，但性交时不能在阴道内射精，性交进行一段时间后体力耗竭仍未能射精。当怀疑有器质性疾病存在时，必须进一步追查病因，如采用 B 超检查前列腺、精囊、射精管有无病变，必要时做输精管造影。阴茎神经电生理检查：阴茎背神经体感诱发电位测定、阴茎皮肤交感神经兴奋性测定，可以明确是否存在神经兴奋性下降的病因。

不射精症诊断应该与逆行射精鉴别。两种疾病的患者在性生活过程中同样没有精液从尿道外口射出，但逆行射精患者自身往往可以感觉到会阴部肌肉节律性收缩，可有性高潮的体验，性生活后尿液离心后可见大量精子。

治疗篇

性欲低下时如何调理自己的情绪？

　　性欲低下可能是情绪困扰（如抑郁症、夫妻感情问题、工作压力、社交问题等）造成的自身对性的冷漠，也可能是源于自身慢性疾病或全身身体状况改变（如心脏病、高血压、糖尿病、年龄增加、睾酮水平降低等）。需要注意的是，很多不育症患者患有不同程度的性欲异常。有统计表明，性欲若明显下降，将直接导致勃起功能障碍。

　　对性欲异常朋友而言，在询问病史时要注意有无心理因素或情绪困扰。有些夫妻因为不育，配偶责怪自己或相互指责，引起男性情绪不快从而影响性欲和性功能。另外，社会关系和工作生活等带来的压力，也可能导致性欲低下。这种情况导致的性欲减退通常可以用简单的宣教和安慰解决。排除心理因素后，首先需要检查性激素，排除雄激素过低或泌乳素过高。需要注意人体泌乳素波动非常大，不要偶然升高即当作高泌乳素血症。对明显升高，高于正常值2倍以上时，需要CT或核磁共振成像排除泌乳素瘤。另外还需注意排除身体其他疾病，如糖尿病、肝肾疾病等，全身慢性疾病往往会抑制性想法和情感。如果年龄在40岁以上，性欲下降，伴有夜间勃起或晨间勃起次数减少，要考虑男性更年期，必要时应服用雄激素。还有许多疾病治疗的情况可能会影响性欲，比如治疗抑郁症和早泄的5-羟色胺再摄取抑制剂（舍曲林等），治疗不育症的芳香化酶抑制剂（来曲唑等）对性欲有负面影响。

总之，提高性欲的关键，在于调整心态，积累幸福指数，对患者夫妻双方进行性生活指导，通过语言交流和身体爱抚，让其体会性接触；同时在必要时服用雄激素，能够帮助男性闯过性欲关。

提高性欲有哪些法宝？

性欲低下的患者中大部分是由精神心理因素所引起的，真正器质性病变导致的性欲低下并不多见。不同性欲低下患者，病因可能完全不同，每个患者的具体情况不一样，治疗方式也不一样。对于确诊的男性性欲低下，应该积极配合医生，在防治原发器质性疾病的基础上，根据不同的类型和病因进行个体化的心理治疗。

1. 个体化心理治疗

①解除思想顾虑。树立对性生活的正确认识，性生活是人群生活中的一部分。消除信心不足、性行为内疚、情绪低沉等严重影响性活动的不良情绪，认识自己的个性特征和行为方式，认识这些因素对自己性活动的影响，解除思想顾虑，恢复正常性生活。②协调夫妻性生活关系。婚姻关系和谐和夫妻双方良好感情是心理治疗取得成功的关键。夫妻双方在治疗过程中应抛弃成见，改变家庭内可能造成破坏性活动的一切不良因素。在夫妻性生活过程中，如果男性缺乏性要求，女性相对表现性欲增强，性生活会出现不协调。此时女方不应责备、漫骂或对男方冷言冷语，应当鼓励体贴，使他消除紧张情绪，协同男方到医院就诊治疗。对于因为大脑皮质和脊髓功能紊乱所致性功能低下的患者，应停止性交或避免性活动一段时间，这有利于调节功能性紊乱。经过休息和治疗，又可以建立起新的性兴奋点，能增强性欲，鼓励妻子用接吻、触摸性兴奋点等方法来刺激和唤起对性的兴奋。③消除影响性欲的环境因素。如子女同居一室，或与父母同居一室等，尽量使卧室具有私密性。④自我锻炼。应用自我刺激加强性反应法或用想象加强性感情法，巩固已取得的疗效。还可采用性感集中训练，开始时要明确不要把性唤起和性生活作为目的，经过一阶段后，在精神愉快时

可进行性生活。要特别注意语言和非语言的交流，回忆以往性生活的美好感觉，以此来加强性自主的观点，增强信心，往往在性交成功一两次后，性欲低下或无性欲即可明显好转。

2. 积极配合医生治疗原发病

对患全身性疾病、内分泌功能紊乱及男性生殖系统疾病引起的性欲低下，应积极治疗原发病。随着病因的解除和原发病的好转，性欲低下也将得到改善。高泌乳素血症患者可应用多巴胺激动剂溴隐亭、甲状腺功能低下患者应用甲状腺片、Addison综合征患者予以肌内注射醋酸去氧皮质酮。对于药物引起的性欲低下，应停用对性欲有明显影响的药物，尽可能以对性欲影响较小的药物代替。治疗同时伴发的其他男科疾病，如勃起功能障碍和早泄等。一部分患者在勃起功能障碍获得治愈的同时，性欲低下也同时得到改善。

3. 正确选择药物治疗

①人绒毛膜促性腺激素。对于继发性性腺功能减退引起睾酮水平的下降，可以肌内注射人绒毛膜促性腺激素。②雄激素。对于原发性性腺功能减退，必须采取睾酮替代治疗，丙酸睾酮肌内注射或口服十一酸睾酮酯。补充睾酮可提高患者的性欲和性幻想。③左旋多巴。在对帕金森综合征患者的治疗过程中发现，部分男性患者在服用左旋多巴治疗后，性欲得到增强，这与大脑中枢神经系统的多巴胺受体得到激动有关。

4. 中医中药治疗

中医中药治疗男性性欲低下障碍有较好疗效。根据中医辨证论治，酌情选用汤剂或中成药。肾阳不足，可选用右归丸或全鹿丸；肾精亏损，可选用左归饮加味或左归丸；肝气郁结，选用逍遥散或逍遥丸；心虚胆怯，惊恐伤肾，选用定志丸加味或天王补心丸；气血亏虚，选用归脾汤、十全大补丸或人参养荣丸；痰湿内阻，气机不畅，选用苍附导痰汤加味。

如何使过于旺盛的欲火"釜底抽薪"？

男性性欲过于旺盛，过于频繁的性生活，会造成男方精力不足和体力下降，影响正常的工作生活，另一方面由于不能自我控制，无法自拔，最终还会导致心理焦虑。男性性欲亢进，如果男方原来有稳定性伴侣，过于旺盛的性欲和频繁的性行为，容易导致性伴侣对性行为的抵触心理，影响到原来稳定和谐的夫妻关系或性伴侣关系，甚至导致离婚或分手。那么，有哪些"釜底抽薪"的方法可以使过于旺盛的性欲降低到正常水平呢？这些患者往往要去医院寻求专科医生的帮助。性欲亢进治疗的目的是使其发作频率有所下降，不再是完全不能控制自己。应积极治疗去除病因，给予一定的心理治疗。在心理治疗的同时，应根据患者的不同情况给予适当的药物治疗。另外，辅助疗法在治疗中也占相当的比重。

1. 原发病治疗

对患有器质性疾病的患者，如多发性硬化症、帕金森综合征等需要调整内分泌紊状况，降低雄激素水平；药物引起者停用药物。经临床检查确诊为脑和垂体肿瘤、甲状腺功能亢进症等神经内分泌系统疾病，在原发疾病得到有效控制后，性欲亢进也能逐步得到缓解。对于一些精神科疾病，如躁狂症、强迫症、更年期精神病、精神分裂症等患者，则应及时去相应专科就诊。

2. 心理治疗

根据患者的具体情况，采用认知和行为疗法相结合的个体化治疗方案，如厌恶疗法、精神分析法、家庭治疗等。心理治疗在很大程度上能减轻患者的症状。针对不同的性欲亢进患者，强调个体化治疗方案。

精神分析法：潜意识是内心冲突的表现，通过患者的认同及合理矫正，从而使性欲亢进心理获得改变，主要方法是自由联想，对移情或阻抗的分析，以及梦的解析。在自由联想中可挖掘患者性欲发展的起源，比如性欲亢进的男性在童年受到的性伤害无法摆脱，一直受着某种与性有关的梦魇的困扰。医师针对自由联想出来的内容进行阐释，通过不断对患者的潜意识进行有效的渗透，使患者逐渐摆脱性欲亢进的尴尬境地。

家庭治疗：鼓励患者的家庭成员集体参加治疗，尤其是男方的配偶。在性欲亢进的个案中，危险的诱因多来自其所处的家庭关系，而非患者本身，只有家庭成员间的病态性关系和性交流获得了改善，才能使家庭中生活的患者的症状最终获得改善。对于性欲亢进的男性患者，女方要给予理解，不对其鄙视厌烦，对其次数频繁的性要求，不要无原则地妥协，在给予一定性安慰的基础上，帮助患者抑制过强的性欲，逐步达到减轻的目的。

3. 药物治疗

研究发现一些神经递质、受体、激素均与性欲有关，如5-羟色胺重摄取抑制剂、抗雄激素类可减少性欲。在其他治疗方法无效或仅部分有效时，可考虑同时给予药物治疗。主要药物类型有精神病类药物和内分泌类药物，包括镇静剂、雌激素、抗抑郁药物和促性腺激素释放激素激动剂等。

4. 调整生活方式

暂时分居及尽量减少性的信息刺激；培养对其他事物的兴趣，多参加户外活动及体育运动，把注意力转移集中到工作和学习上；丰富生活内容，营造温馨的生活环境；通过其他事件的锻炼来增强患者的自控能力等。

5. 中医治疗

中医认为性欲亢进证属阴虚火旺，心肾失交，心神不安。治宜滋阴降火，交通心肾，宁心安神，可选用知柏地黄丸。

如何从"内心"来治疗勃起功能障碍？

著名的精神分析学家弗洛伊德发现，心理作用对性行为有重要的影响。当一个人内心因"恋母情结"或"阉割焦虑"而产生心理冲突时，很容易出现性功能障碍。通过精神分析方法进行治疗，则可以取得良好的效果。到20世纪60年代中期，美国著名的性学先驱马斯特斯和约翰逊发现，成长过程中的不良的社会或文化影响，可使人对性行为形成不良的条件反射和习惯，导致长大后出现性功能障碍。他们由此创立了性功能障碍的行为治疗，希望通过改变患者过去所形成的错误行为，来治疗其性功能障碍。卡普兰女士则相信心理的驱动力就是产生性欲的原动力。由此将精神分析治疗和行为治疗两者兼收并蓄，开拓了以性活动方式治疗性功能障碍的领域。她指出性治疗的目的在于缓解患者的症状，不一定要涉及患者的内心冲突和人际关系，但当内心冲突成为性功能障碍治疗的阻力时，就应采用心理分析治疗方法为患者解决内心深层的症结。

心理治疗原则有以下几点：

（1）首先要排除器质性勃起功能障碍（ED），并作出准确的诊断。

（2）找到与ED有关的心理因素。

（3）让患者客观的认识自己，认识自己的个性特征和行为方式，认识不良心理因素对性功能的影响。

（4）促使婚姻关系和谐，化解夫妻之间的矛盾。

（5）必须遵循夫妻双方共同参与的原则。

（6）让患者了解性不仅仅指性交，还有许多性表达方式，不要过分看重性交过程中的勃起、高潮、射精。

（7）医师要用认真的态度取得患者的信任，患者则应打开心门，向医师吐露实情。

具体的训练方法有：

（1）松弛训练。

（2）性区感觉训练。

（3）性感集中训练。

（4）早泄挤压训练。

（5）勃起功能障碍的辅助治疗。

什么是性感集中训练？

性感集中训练疗法是一种心理治疗结合性体验的性功能治疗方法，适用于治疗所有性功能障碍，包括男性或女性的性欲减退、勃起功能障碍、性高潮障碍、早泄、射精延迟等。

性感集中训练疗法的目的：通过消除患者在性活动中的焦虑或畏惧心理，使患者能够完成满意的性交活动。在医师指导下，先让患者暂时停止性交，放松心情，使大脑皮质有一个休息调整的机会。在男女双方增进感情交流和理解的基础上，再恢复性交的过程。

性感集中训练治疗分为四个阶段：①非生殖器性感集中训练，停止性伴侣之间的性接触，通过双方抚爱与触摸体表动情区以达到性感觉集中，提高身体感受力，唤起自然的性反应；②生殖器性感集中训练，性伴侣之间相互抚摸性敏感部位，等男子有勃起时，则反复练习阴茎勃起胀大和消退，以消除恐惧，建立能勃起的信心；③阴道容纳，由女方主动配合使阴茎纳入阴道，先静止不动，待阴茎疲软时，再稍加活动以维持其勃起，但应避免高潮到来；④阴道容纳并活动，由静止不断增强活动幅度，以致最终完成性交。

性感集中训练治疗的具体步骤如下：

创造一个温馨、舒适，光线柔和的训练环境。夫妻双方应放松而有热情，也可伴有轻松愉快的音乐，逐渐进入一种温情的氛围。训练时双方最好全裸，若不习惯，在开始时可半裸，待适应后再全裸。双方应都能看到对方的身体，能方便地抚摩对方的身体。

第一周，非生殖器性感集中训练。首先，夫妻双方抚摩对方的身体，双方寻找对方最喜欢的抚摩部位，了解如何通过抚摩传达温柔和爱慕之情，加强彼此交流，力求通过抚摩激发情感，逐渐过渡到激发性欲。训练时间可长可短，一般每天半小时，双方轮流进行。在这一阶段要避免接触性敏感区，如女性的乳头、大小阴唇、阴蒂、口唇；男性的阴茎、龟头、大腿内侧。

第二周，生殖器性感集中训练。双方接触性敏感区域，当激发起对方的性兴奋时，要停止刺激，改为抚摩其他部位。这个阶段训练一周时间。

阴道容纳但阴茎不抽动。以女方在上的体位进行性交。女方刺激男方生殖器，待阴茎达到一定勃起时，用手引导阴茎插入阴道，但静止不动。此时，双方应集中注意力，体验感受。待阴茎疲软后，女方再次使阴茎勃起，如此反复多次，使阴茎勃起至满意程度。

阴道容纳并使阴茎抽动。男女双方可以尝试不同体位的性交活动。先女方动，后男方动；先慢后快，并不断加大抽动的幅度，直至男方完成射精动作到达高潮，最终发展到完全的性交，使男女双方均收到性满足的效果。

哪些药物可以治疗勃起功能障碍？

随着科学研究的不断发展，近年来涌现出许多新的治疗勃起功能障碍的药物，下面根据药物作用的机制分别予以介绍：

1. 作用于外周的药物

选择性伟哥类药物：目前国内主要有西地那非、伐地那非和他达拉非。可提高NO松弛海绵体平滑肌的作用强度。于性交前口服，服用后进行性刺激，治疗ED有效率达70%~90%。不良反应有头痛、鼻塞、面部潮红、视觉异常。由于该类药物的良好疗效，成为治疗ED的主要药物。

己酮可可碱：能使红细胞易于变形而能通过阻塞的动脉通道，同时直接扩张血管，有助于阴茎勃起。口服，400mg。每日3次。

精氨酸：是NO的前体，可能有助增加NO合成的产量。口服，1400mg，每日2次。有效率各地报道不一致。

2. 激素类药物

主要用于雄激素真正缺乏的患者，如原发性睾丸功能低下者。对老年男性中雄激素缺乏者也有效。药物使用前要检测血清睾酮，显示睾酮低下可用药。

十一酸睾酮（商品名：安特尔）：口服，剂量为40mg/次或80mg/次，每日2次。

庚酸睾酮（商品名：Testoviron）：肌内注射，250mg/次，每2~3周一次。

睾酮贴片（商品名：Androdern）：贴在背部皮肤上，每日2片（5mg）。

睾酮：皮下埋植，将含有睾酮的小球埋在皮下，每一个小球含睾酮200mg，每天可释放1.3mg睾酮。

绒毛膜促性腺激素（HCG）：用于下丘脑、垂体病变所致的继发性性腺功能低下者。

3.作用于中枢神经系统的药物

育亨宾（Yohimbin）：能选择性阻断神经节突触前α_2-肾上腺素能受体，使血管平滑肌松弛，从而扩张阴茎动脉，增加阴茎海绵窦血流量，使阴茎勃起。同时它还有中枢兴奋作用，可增加性欲。口服，5.4mg/次，每日3次，持续用药4~8周。过去有报道33%~60%的患者可恢复完全勃起或部分勃起。不良反应偶尔有头晕、焦虑、神经质、失眠、恶心等。但最近国内使用者较少。

酚妥拉明（Phentolamine）：能选择性阻断神经节突触前α_1-肾上腺素能受体，同时可抑制肾上腺素和去甲肾上腺素的作用，导致动脉和血管平滑肌扩张，使阴茎勃起。口服，每次40~80mg，性交前1小时服用。最近有一种浸酚妥拉明的滤纸，可贴在口腔颊部和牙龈之间，性交前15分钟使用。有效率为30%~53%。不良反应有鼻塞、头晕、牙龈烧灼感，有严重缺血性心脏病者禁用。

阿扑吗啡（Apomorphine）：可直接促进多巴胺受体，作用于副交感神经丛，扩张阴茎海绵体血管。0.25~1mg，性交前皮下注射。有效率为60%。不良反应有恶心、嗜睡。

溴隐亭（Bromocriptine）：作用于垂体，抑制泌乳素分泌，主要用于治疗高泌乳素血症。起始剂量为1.25mg，每日2次，每3~7天增加1.25mg，逐渐增加至每天5~7.5mg。不良反应有恶心、呕吐和低血压。

曲唑酮（Trozodone）：能抑制5-羟色胺的再摄取，并有微弱阻止NA再摄取作用，其诱发阴茎勃起的机制是多方面的。口服，50mg，每日1次，可增加至50mg，每日4次。有效率为60%。不良反应有嗜睡、镇静。

纳洛酮（Naltrexone）：是一种长效阿片拮抗剂，可增强内源性促性腺激素释放激素（GnRH）的释放，消除阿片的抑制影响，故而间接刺激性活动。口服，50mg，每日1次，治疗剂量无不良反应。

4.局部应用的药物

硝酸甘油膏：可增加流入阴茎的血流使阴茎胀大，但无坚硬勃起。2%油膏用于阴茎干和阴茎头，油膏在30~60分钟后起效，在性交前将油膏擦净，最好使用避孕套，以免药物被女方吸收而引起头痛。

米诺地尔（长压定）：可开放血管平滑肌膜的钾通道而扩张血管。2%米诺地尔1ml，外抹，可使阴茎胀大坚硬。

前列地尔（前列腺素E_1）油膏：局部涂抹可使阴茎动脉血流增加，收缩期血流达到峰值。

伟哥类药物的"硬道理"是什么？

5型磷酸二酯酶（PDE5）抑制剂治疗勃起功能障碍（ED）有着里程碑式的意义，它对不同种族、不同年龄、不同类型的ED都有良好的疗效。5型磷酸二酯酶抑制剂以西地那非为代表，西地那非是第一个用于治疗ED的有效药物，自从20世纪90年代后期推出后迅速风靡全球，成为治疗ED的首选治疗手段。西地那非也称为"伟哥"，属于众多5型磷酸二酯酶抑制剂中的一种，人们把这类型药物统称为伟哥类药物。伟哥类药物是如何起效的呢？它是怎样促使平滑肌扩张，让阴茎海绵体充血，最终使阴茎勃起的呢？让我们把阴茎想象成一个神秘的山洞，手持火把进入山洞探寻究竟。你会看到里面有上百万座一氧化氮加工厂，当海绵体接到神经系统的命令时，工厂加快工作，释放大量一氧化氮。同时一氧化氮通过一系列化学变化，产生促使阴茎勃起的化学成分如cGMP，它能使平滑肌松弛，允许血液涌向阴茎。与此同时，另一些工厂也生产制约平滑肌松弛的物质，如磷酸二酯酶（PDE），它专门削弱cGMP的作用，当然就削弱了阴茎的勃起。PDE5起作用时，轻则早泄，重则发生ED。PDE5抑制剂就是专门打击PDE5，使PDE5无法破坏cGMP，让cGMP充分发挥它勃起的作用。

所以，我们了解到阴茎血管里有一种叫PDE5的东西，它可以通过体内的一系列作用，限制血液流向阴茎，导致阴茎血液供应减少，而发生ED。

而PDE5抑制剂的作用就是消灭PDE5，减少PDE5在阴茎的作用，使阴茎海绵体平滑肌松弛，达到治疗ED的目的。

伟哥类药物有哪些不良反应？

任何药物均有正面积极的疗效和一定的不良反应。5型磷酸二酯酶抑制剂也不例外，它治疗勃起功能障碍具有显著疗效，但也有一些不良反应。其不良反应在不同的个体有不同表现，总体上来说，发生率为小于10%，而且人体可以耐受，没有必要特别去处理，大多数可以自行缓解，并且停药后可以完全消失。根据发生的部位，伟哥类药物的这些不良反应可粗略的分为以下4类。

1. **血管作用**

引起头痛（16%）、颜面潮红（10%）和鼻炎（4%）（后者可能是PDE5引起鼻黏膜充血）。眩晕（2%）、低血压（<2%）和体位性低血压（<2%）罕有报告，并且在西地那非和安慰剂治疗组发生率相似。

2. **胃肠道作用**

引起消化不良和由于低位食管括约肌松弛引起的反流性烧灼感。

3. **视觉异常**

除他达拉非外，西地那非、伐地那非对PDE6有选择性抑制作用，可致视觉异常，引起蓝视、眩光和视觉模糊（3%），特别是在较大剂量时。前述不良反应通常是轻微，短暂的。

4. **肌肉骨骼作用**

引起肌无力，特别是在每日多次服用时。但未见与治疗相关的血浆肌酸磷酸激酶或肌电图变化。对这一作用尚无明确的药理学解释。

不同伟哥类药物各有什么特点？

目前，已经有4种5型磷酸二酯酶抑制剂包括西地那非、伐地那非、他达拉非和阿伐那非。西地那非（Sildenafil）就是大名鼎鼎的"伟哥"，又称万艾可（Viagra），由辉瑞公司研发。他达拉非（Tadalafil）是由礼来公司研发，商品名为希爱力（Cialis）。伐地那非由拜耳公司研发，商品名为艾力达（Levitra）。阿伐那非是一种超选择性PED5抑制剂，2013年6月被欧洲药品管理局批准上市。尽管它们在疗效、耐受性、禁忌证、注意事项和不良反应等方面差别很小，但是具体到不同的患者、不同类型的勃起功能障碍（ED），仍需要选择性使用。对于年龄较大的患者，可以选择西地那非，与其他药物相比，西地那非具有良好的勃起效果，勃起维持时间相对较短，能够有效减少心脏病并发症出现的概率。对于年龄较轻、工作节奏快、周末或是度假期的患者，选择他达拉非效果较好，由于其半衰期为17.5小时，药效持续时间是36小时。所以既可以达到良好的促进勃起效果，亦可以维持较长的时间，往往收到良好的临床效果。而且药物和乙醇（酒精）对希爱力的吸收没有影响。伐地那非与西地那非作用相似，也具有良好的勃起效果，但吸收受食物影响，需空腹服药，且是唯一有心脏传导警告的PDE5抑制剂。

长期规律服用伟哥类药物有什么好处？

前面我们谈到5型磷酸二酯酶（PDE5）抑制剂已经成为治疗男性勃起功能障碍（ED）的一线用药，其疗效非常显著，但遗憾的是一旦停止用药又回复到难以勃起状态。所以，人们期盼能够有自发的、不依赖药物的阴茎勃起。

最近，科学家提出一种PDE5抑制剂使用新方法，就是采用小剂量长期治疗。无论有无性生活，每天服用正常剂量一半的PDE5抑制剂，持续6~12个月，为了验证此使用新方法，在国外有男科医师进行对照试验，采用小剂量长期治疗与传统的按需治疗进行比较。小剂量长期治疗是应用西地那非（万艾可）25~50mg/d，持续6个月以上，然后分别在停药后1个月、3个月询问患者勃起情况，结果有80%的患者勃起得到改善，而按需治疗组仅40%左右的患者得到改善。因此，有人认为进入了一个治疗ED的新时代。其理论依据是长期小剂量PDE5抑制剂的应用可以增加阴茎夜间自发性勃起次数和频率，使阴茎内cGMP升高，抑制胶原合成，防止、减轻阴茎血管内皮和平滑肌纤维化。还增加了相关神经的突触可塑性变化，并刺激睾丸间质细胞，增加睾酮水平。目前已有大量临床研究结果证实，他达拉非5mg每天一次口服治疗各类ED是安全和有效的，每天一次服药时间为每天的相同时刻。对那些不喜欢计划性交而更偏爱随意性交、性交频繁的患者或性伴侣，每天服药是按需用药的另一种选择。每天服药方法也用于下尿路功能症状合并ED的患者。

由此看来，每天小剂量应用伟哥类药物不仅可以恢复患者夜间、晨间阴茎自发性勃起，而且性生活也更随意，减轻了对"药物依赖性勃起"的心理负担。小剂量长期应用PDE5抑制剂治疗ED有其独特的优势。

伟哥类药物为何会"马失前蹄"？

一般情况下，只要患者正确服用伟哥类药物后，初次疗效在70%~80%，但是总有些患者仍然觉得这种药对他来说，服药后阴茎的硬度根本不能保证插入阴道，或者阴茎仅有一点胀大作用，不能完成性交活动。患者服用PDE5抑制剂疗效不佳，"马失前蹄"的两大类主要原因，第一类是药物确实无效，第二类是不明药物来源和药物使用方法不当。一般来说，患者服用药物无效的主要原因为不明药物来源渠道和不正确的药物使用方法。

（1）不正规渠道来源的药物：PDE5抑制剂有一个很大的黑色市场，假冒伪劣药品中活性药物的含量有很大差异。大量数据表明，患者从网络或其他一些渠道，以明显较低的价格购买到假冒的PDE5抑制剂类药物，最后造成服药效果不理想，甚至出现严重不良反应。据报道，有患者因服用非法壮阳药导致了脑部严重受损，他们服用的假药中含有糖尿病药物成分格列本脲。

（2）错误的药物使用方法主要包括四个方面：①缺乏充分性刺激：

PDE5抑制剂的作用取决于阴茎勃起组织中副交感神经的NO释放。NO释放通常刺激是性刺激，没有充分的性刺激（以及NO释放），药物无法起效。需要特别指出的是，PDE5抑制剂类药物不是"春药"，不会对中枢神经系统产生作用，更不可能提高性欲，服药后必须要有充分的性刺激才能起效。②等待时间过短：口服PDE5抑制剂需要不同的时间达到最大血浆浓度。虽然在远低于最大血浆浓度的血浆水平下可以达到药理学活性，但是口服药物后仍有一段时间才能起效。即便一些患者中所有四种药物均在口服30分钟内起效，但是大多数患者在服药后需要较长时间的延迟，使用西地那非和伐地那非的男性需要至少60分钟，使用他达拉非的男性需要长达2小时。③等待时间过长：服药后可能等待时间过于长久才尝试性交，也可能不能得到理想的疗效。西地那非和伐地那非的半衰期约4小时，提示正常疗效窗口期是药物摄入后6~8小时。然而，他达拉非具有较长的半衰期，约为17.5小时，因而疗效窗口期较长，可达36小时。④饮食因素：西地那非的吸收可能被膳食延迟，伐地那非的吸收可能被脂肪餐延迟，而他达拉非的吸收受饮食的影响较小。

（3）没有达到药物的有效治疗剂量。包括单次服用未达到有效治疗剂量，以及治疗有效后未坚持服药。ED治疗只有在重复使用药物中才能提高并巩固疗效，"做一天和尚撞一天钟"的用药习惯很难达到满意的效果。而且在临床选择上，有些医生存在着极大的随意性，导致患者不明确哪种药物最适合自己，因此服药不规律、剂量不稳定等情况也很多见。

（4）未能坚持服药治疗。一项超过3年的研究发现，患者停止治疗率为57%。日本在分析了667名首次治疗成功的患者后指出，在3年的随访期里，48%的患者治疗是断断续续的。目前，有些临床专家已提出，ED患者用药应长期、固定化，不能光是在有性生活的时候才使用。

伟哥类药物能和降压药一起服用吗？

PDE5抑制剂（伟哥类药物）与抗高血压药（血管紧张素转换酶抑制

剂、血管紧张素受体阻滞剂、钙通道阻滞剂、β受体阻滞剂和利尿药）联合用药可能导致小幅的血压累加降低，通常来说轻微。一般来说，PDE5抑制剂的不良事件不会因抗高血压药的背景用药而加重，即便患者正在服用几种抗高血压药。

所有PDE5抑制剂均显示与α受体阻滞剂有一定相互作用，在任何情况下都可能导致直立性低血压。①西地那非药物使用说明书上建议50mg或100mg西地那非应慎用于使用α受体阻滞剂（特别是多沙唑嗪）的患者中。α受体阻滞剂治疗后4小时内更有可能发生低血压。推荐西地那非25mg的起始剂量。②只有当患者接受α受体阻滞剂治疗保持稳定时，才可开始伐地那非伴随治疗。伐地那非与坦索罗辛联用不会出现具有临床意义的低血压。③他达拉非不推荐用于服用多沙唑嗪的患者，但是却可以与坦索罗辛联合使用。因此，建议西地那非和伐地那非联合服用。（α受体阻滞剂的服药时间间隔至少4小时）

当中医面对阳痿时如何"出招"？

勃起功能障碍在祖国医学中称为"阳痿"。痿者，痿弱不用的意思。中医经典《内经》称为"阴痿"、"阴器不用"、"宗筋弛纵"，直到明代《景岳全书》曰："阴痿者，阳不举也。"才正式以阳痿为病名，并流传至今。临床上病因很多，中医学认为勃起功能障碍（阳痿），以肾虚多见，而其中又分肾阴虚、肾阳虚等不同，但也可能是由于肝郁、湿热等原因造成。所以选药或服用保健品，切莫轻信媒体或市场广告宣传，应因人而异选择不同类型的药物，盲目服用所谓"补肾壮阳"之品，有弊无利。应当在中医师的指导下服用。

肾阴虚表现为临事痿软，心烦易怒，口干咽燥，大便干燥，舌红，脉弦等。肾阳虚多表现为畏寒肢冷，面色无华，或虚胖乏力，小便清少，大便稀薄，舌胖，脉沉等。肝郁多表现为精神抑郁，两肋不舒，唉声叹气，舌质暗，脉弦。湿热则多伴纳食乏味，口干口苦，小便黄赤，大变干结或不爽，舌苔黄腻，脉弦滑。所以在选择用药或服用保健品之前，一定要弄清楚自己是属于哪种类型的"阳痿"。一般而言，肾阳亏损者可选用右归丸或金匮肾气丸；阴虚火旺者可选用知柏地黄丸或大补阴丸；思虑伤心脾者可选用归脾丸或天王补心丸；精神抑郁者可选用逍遥丸；湿热下注者可选用龙胆泻肝丸；病久夹瘀者可选用蜈蚣20g，当归60g，白芍60g，甘草60g，共焙干研末，搅匀，早晚各用黄酒送服9g。此外，还要注意自我保健，中医专家对此有如下建议：

注意劳逸结合，不要过度疲劳。

强调阴阳平衡，做事要顺应自然规律。

调整情绪，消除恐惧心理，青壮年多数为心理因素所致。

妻子当体谅丈夫，在言语、行动诸方面减轻男方心理压力，培养情绪。

积极参加文体活动，驱除杂念，提高身心素质。

忌饮酒等有害刺激，尽量避免使用镇静剂。慎服某些高血压药、利尿药、胃病药等。

饮食调养，可多吃些羊肉、狗肉、鱼子、牡蛎、动物肾脏等温肾壮阳之品，但湿热下注者忌服。

急、慢性前列腺炎等应积极治疗。

当"小鸡鸡"病了，如何"打针"治疗？

阴茎海绵体内药物注射疗法（ICI）是目前治疗勃起功能障碍有效的方法之一。通过向阴茎海绵体注射药物的方法来促使阴茎勃起，勃起的成功率依所用药物不同而有些变化。单纯使用罂粟碱成功率约为54%；罂粟碱和酚妥拉明联合使用成功率约为71%；前列腺素（PGE1）的成功率约为73%，以上3种药物联合使用约为75%。

罂粟碱是最早应用于海绵体注射药物，也是目前应用最广泛的注射用药物，使用剂量一般为15~60mg，最常见的并发症为阴茎异常勃起（占5%~7%）和海绵体纤维化（约占6%）。酚妥拉明是α-受体阻滞剂，使用剂量一般为0.1~1.0mg，但诱发异常勃起的发生率较高，也有严重的海绵体血管纤维化的趋势，多与其他药物联合使用。PGE1是目前单独使用的最佳血管活性药物，除个别勃起时间过长外，不良反应较少，最常用的剂量是2.5~40μg。目前还有一些其他药物如：盐酸林多西明、血管活性肠肽、降钙素基因相关肽等。

尽管ICI有很好的疗效，但毕竟是一种有创的治疗方法，应当谨慎对待。ICI第一次使用应在男科治疗人员帮助或指导下进行。患者自己必须掌握正确的注射技术，以便于日后自己进行注射。正确的注射方法是，在常规消毒后，无菌条件下在阴茎近端背侧部位准确地注射阴茎海绵体内，每一次注射部位要变换，还应尽可能避免注射入被膜、中隔和尿道。每天只能注射一次，以防异常勃起发生。用药前，每一个患者必须从小剂量开始进行药物敏感试验，确定最合理的剂量。

尿道内给药是否能"穿透治疗"勃起功能障碍？

尿道与海绵体之间的血管相互作用促进这些结构之间的药物转移，使得经尿道给药"穿透治疗"ED具有一定的理论基础。经尿道给药的治疗方法是兼有局部给药，使得局部的药物浓度较高，同时又不需要注射（非常方便）的特点，出现了很多药物剂型，具有快速、安全及简便的特点，但疗效有待进一步验证。尿道内药物治疗是一种二线治疗，虽然有效性稍差，但侵入性小，为那些不愿意接受海绵体内注射治疗的患者提供了一种替代疗法。

尿道内前列地尔：前列地尔（125~1000μg）的药丸专用制剂（MUSETM）已被批准用于治疗ED，并在30%~65.9%患者中达到足以进行性交的勃起。临床实践中，仅使用较高剂量（500μg和1000μg），一致性应答率较低，并显著性低于海绵体内药物治疗。在阴茎根部应用压缩环（ACTISTM）可改善疗效。最常见的不良事件包括局部疼痛和头晕，以及伴有可能的低血压，其中疼痛发生率为29%~41%。阴茎纤维化和阴茎异常勃起非常罕见，发生率少于1%。其他并发症为与给药方式相关的不良事件是尿道出血和泌尿道感染，发生率分别为5%和0.2%。

真空负压如何"负压吸引"治疗勃起功能障碍?

真空负压吸引治疗仪是一种应用物理原理治疗勃起功能障碍的仪器，它发明于20世纪，直到20世纪80年代才得到广泛的应用。目前有很多种不同设计的真空勃起仪，但都基于同样的原理，即利用负压套筒抽吸使阴茎充血，达到类似勃起状态，然后扎住阴茎根部使阴茎保持这种状态，使其可以进行性交。

整个装置包括3个部分。①首先是一个圆柱筒，通常由透明的塑料制成，一头能套住阴茎并紧贴耻骨，使之形成一个密闭的空间，另一头则连接吸引装置。②第二部分就是吸引装置，它负责将圆筒内的空气吸出，使圆筒内产生负压，阴茎海绵体也因吸力血液流入阴茎，使阴茎勃起。这种吸引装置分手工操作和电动操作两种，电动型装置吸力较大，但速度较慢。③最后部分就是一个缩窄环，当阴茎勃起后将缩窄环扎在阴茎根部阻止静脉回流以维持阴茎勃起。真空负压吸引治疗仪通常配备有不同型号的圆筒和缩窄环，以适合不同大小阴茎的需要，避免负压吸引时将阴囊或周围皮肤吸入筒内而损伤阴囊皮肤。尽管仪器最大可产生300mmHg的负压，通常治疗时只需要较低的压力就可使阴茎勃起，所以要根据需要调整吸引力。由于真空负压吸引所产生的勃起血流动力学不同于正常，没有主动的海绵体和血管平滑肌松弛，在真空状态下阴茎海绵体动脉流量增多，静脉回流减少，使阴茎增粗，此时是由于血液在海绵体和皮肤之间的聚集。缩窄环则使阴茎动脉内流减少，静脉回流也减少，导致阴茎维持着增粗状态，同时导致阴茎表面发绀，所以缩窄环最多只能保留30分钟以避免阴茎缺血。

真空负压吸引治疗仪有着自己独特的特点，其优点主要有以下几方面：对所有原因导致的勃起功能障碍均有效；为非侵入性治疗；并发症相对较少；无使用频率限制；能改善患者的勃起功能。但是负压吸引治疗也存在它固有的缺点，主要在于：缺乏性交的自然性；阴茎变硬时不能达到正常勃起时的锐角状态，有时需要用手辅助阴茎插入阴道；部分患者没有正常射精；个别患者阴茎有轻微的青肿或瘀斑出血。

"负压吸引"适用于哪些勃起功能障碍？

"负压吸引"治疗勃起功能障碍（ED）已被广泛用于血管性ED患者的治疗，尽管效果不甚理想，勃起不够坚挺，但较之手术、阴茎海绵体内自我注射、假体植入等治疗方法更方便而接近勃起的生理过程，基本上适用于各种类型的ED患者，尤其是对于那些不愿意或不能进行繁杂检查和介入性治疗的患者，是有效、安全、简便、非侵袭性而价格又较为低廉的方法，可完成性交者达82%，满意率约为78%，并可以通过与其他方法的联合应用来提高治疗效果。真空负压吸引治疗仪的适应证是：①适用于药物治疗无效，不愿采用阴茎海绵体注射治疗或不愿接受手术治疗的ED。②可用于心理性ED的辅助治疗。③海绵体病变引起的ED，真空负压吸引治疗无效时方可考虑阴茎假体手术。④阴茎假体手术或血管手术失败后真空负压吸引治疗是唯一可能有效的治疗方法。

为了确保和提高负压治疗的疗效，最大限度防止并发症的发生，真空负压吸引治疗仪在使用时应注意以下几点：①有凝血功能障碍或严重包茎者禁忌使用。②套筒不宜太大或太小。③负压适中，最好控制负压在170~300mmHg之间。④缩窄环松紧要调节适中。⑤阴茎充血后需在负压中保留5分钟左右，以获得最大硬度。⑥可能产生阴茎瘀斑、疼痛或麻木感，大多数在短期内消失。

冲击波"敲打"能否治疗勃起功能障碍？

体外冲击波在医学领域的最初应用要追溯到1980年，德国慕尼黑第一次将冲击波应用于碎石中，这种治疗方法称为体外冲击波碎石术（ESWL），直到现在ESWL仍然在泌尿系统结石的治疗占据重要地位。根据冲击波能量不同分为高、中、低三种不同能量等级的冲击波。高能量冲击波具有破坏性效应，临床用于碎石治疗；中能量冲击波具有抗炎效应，应用于骨折不愈合、筋膜炎和滑液囊炎等；低能量冲击波具有血管再生效应，应用于治疗慢性损伤、外周神经性病变和心脏新生血管形成。

利用低能量冲击波治疗糖尿病大鼠。冲击波冲击治疗大鼠阴茎后，可以激发阴茎海绵体组织的血管生长因子，许多小血管大量生长，最终使得组织内血液供应增多；低能量冲击波也可以激发阴茎组织内的一氧化氮合酶，这种酶活性增加可以直接扩张血管，使得血流量增多；冲击波冲击后还能使得组织内增殖核抗原增多，内皮和平滑肌细胞增多，提高阴茎的舒张性，能够容纳更多血液。最近还发现，低能量冲击波可以唤醒阴茎组织局部的干细胞，或召集阴茎组织以外的干细胞到阴茎内部，干细胞的作用是能使得阴茎组织内有用的细胞数量大大增多，恢复到发病前的正常水平。比如血管内皮细胞增多，可以产生更多血管舒张因子，从而增多阴茎组织的血液供应，最终达到治疗勃起功能障碍的目的。

2000年以色列学者首先报道了低能量冲击波治疗（LESWT）对ED有一定疗效，而且具有很好的安全性。此后世界各国陆续开展了多项LESWT治疗ED的随机对照的临床研究，均显示了良好的安全性和一定疗效。欧洲泌尿外科学会（EUA）在2013年起已经将LESWT列入ED第一线治疗之一。LESWT可以治疗各种类型的ED，尤其适用于血管性ED，显著改善患者的勃起功能评分和勃起硬度，增加阴茎海绵体血管的血流指数。但是有研究表明，LESWT对于症状严重、年龄偏大、并发多种疾病（高血压、高血脂、糖尿病和缺血性心脏病等）的ED患者疗效欠佳。目前没有统一的LESWT治疗方案，包括能量密度、单次冲击次数和总冲击次数、冲击部位、治疗疗程等。有关LESWT治疗ED的患者选择和具体治疗方法需要进一步研究。

超声波除了用于诊断疾病，还可以治疗疾病吗？

众所周知，超声波可以用来诊断疾病，发现隐藏于身体内部器官可能存在的疾病。由于其非常安全，超声波可以检查胎儿的发育情况。超声波除了用于身体疾病的诊断外，还可以用于身体疾病的治疗。目前医学上把超声分为两类，一类是诊断性超声，一类是治疗性超声。两者的区别是，诊断性超声采用高频率、低强度模式，而治疗性超声采用频率较低、强度较高的模式。治疗性超声是把其自身的声波能量，通过一定形式转化，通常转化为热能和机械能方式，最后传输到目标组织细胞，从而引起多种生物学作用。治疗性超声也分为两类：一类是超高强度超声，这类超声波通常具有超高的热能和高强度的机械能，对目标组织细胞均有破坏效应，比如高能聚焦超声波，临床用于毁损无法手术切除的肿瘤组织；另一类是低强度超声，这一类超声几乎没有热能，仅有轻微机械能，对组织细胞功能具有修复效应，比如低强度脉冲超声，临床已经用于修复软组织损伤、促进骨折愈合、改善组织缺血、改善ED勃起功能等。

低强度脉冲超声治疗ED的奥秘是什么？

低强度脉冲超声治疗ED改善勃起功能的奥秘是什么呢？阴茎海绵体组织本身存在一定数量的阴茎干细胞，干细胞是一种"种子"细胞，可诱导分化为阴茎的功能细胞，包括内皮细胞、神经细胞和平滑肌细胞。阴茎"种子"细胞的数量与年龄有关，年轻时数量较多，随着年龄逐渐增长，"种子"细胞越来越少。一般认为，当阴茎功能细胞出现轻微损伤时，会向周围环境发出"求救"信号，阴茎"种子"细胞会被激活"发芽"，启动增殖和分化程序，分化成阴茎的各种功能细胞，代替损伤的功能细胞，使得损伤的组织细胞功能得到修复。但是，当阴茎功能细胞损伤非常严重时，细胞已经发生凋亡甚至坏死，无法发出足够的"求救"信号，就无法激活

"种子"细胞了。因此，低强度脉冲超声治疗ED改善勃起功能的最大奥秘就在于，低强度脉冲超声能够在恰当的时机，以合适的机械能，刺激功能细胞发出"求救"信号，诱导阴茎"种子"细胞分化为阴茎功能细胞，从而修复受损的组织细胞。低强度脉冲超声设备在设定安全强度范围内，在一段时间内，反复刺激阴茎海绵体组织，阴茎功能细胞受到反复和持续的轻微损伤，刺激受损细胞发出"求救"信号，从而激活阴茎"种子"细胞，最后分化成内皮细胞、神经细胞和平滑肌细胞等阴茎功能细胞。

低强度脉冲超声如何以"微小气泡"形式刺激作用细胞？

低强度脉冲超声在不同密度组织的传播过程中，在体液、细胞悬浮液或组织中会产生一个个"微小气泡"，称为空化微泡。微泡有两种类型，稳定微泡和瞬时微泡。稳定微泡形成后，可长时间维持一定大小，并可在组织内移动、振荡，产生微声流，这些微泡的移动和振荡在微环境中可产生一定程度剪切力。另外一种形式瞬时微泡，这类微泡形成后维持时间很短，会瞬间发生破裂，破裂过程短于声波周期，气泡半径会增大2倍到3倍，由此能产生更强的剪切力。稳定微泡的移动和振荡会产生机械力，瞬时微泡的破裂也会产生机械力，这种机械力作用于气泡邻近的组织细胞结构，比如改变细胞膜通透性、激活细胞膜或细胞内的机械敏感蛋白等，从而引发一系列细胞生物学效应，对组织细胞功能造成影响。另外，超声波在不同密度组织间传递时，其能量在交界面上大部分被反射回来，可在机体组织内部形成复杂的声压梯度，这种在不同密度组织细胞内的机械力传输形式，会产生强化效应，强化效应主要发生在三个区域：边界层、细胞膜和/或细胞壁、胞液。因此，低强度脉冲超声通过"微小气泡"在组织细胞内的移动振荡、瞬间破裂产生机械力，加上在不同密度组织间传输过程中的强化效应，产生一系列细胞内的生物化学反应，从而影响目标细胞和组织的功能。

低强度脉冲超声治疗 ED 的效果如何？

低强度脉冲超声是被临床用于治疗 ED 的一种新型无创治疗方法，研究显示可以提升 ED 患者的勃起功能，尤其适用于治疗轻中度 ED 患者。在最近报道的一项低强度脉冲超声治疗轻中度 ED 多中心研究中，采用双盲随机对照分组，纳入病例 120 例，治疗组和安慰剂对照组分别 80 例和 40 例，治疗部位为两侧阴茎海绵体和阴茎脚，治疗方案为每周治疗 2 次，总次数 8 次，按国际勃起功能评分增量评估有效率，治疗第 3 个月随访，治疗组有效率达 67%，对照组有效率 20%。具体来说，采用国际勃起功能评分指数和勃起硬度分级评估疗效，低强度脉冲超声治疗能提高 ED 患者的勃起功能评分，能改善 ED 患者性生活时的勃起硬度，不仅可提高患者性生活能力，同时改善患者性生活满意度。另外，低强度脉冲治疗能改善 ED 患者非性生活时的勃起状况，包括夜间勃起次数增多、晨间勃起硬度增加等。采用自信心与性关系评分问卷评估治疗效果，低强度脉冲超声不仅改善患者性生活的自信心，还能改善两性关系，使得性伴侣或者夫妻间的关系更加亲密。

低强度脉冲超声治疗 ED 目前有最佳方案吗？

尽管低强度脉冲超声治疗 ED 显示一定疗效，然而目前为止尚不清楚最有效和最合适的治疗方案，包括两次治疗的间隔时间、每周的治疗次数、治疗总次数等。目前正在对更多病例进行研究，期望找到最适合的治疗方案，使得 ED 患者能够以最佳的时间和经济成本，获得相同的治疗效果。最近有一项低强度脉冲超声治疗轻中度 ED 随机对照研究，对治疗间隔时间和治疗总次数有了初步的研究结论。该研究按治疗间隔时间分为两组，分别纳入 59 例和 57 例，一组采用每周治疗 3 次，另一组采用每周治疗 2 次，治疗总次数均为 16 次，治疗第 3 个月的随访结果显示，两种治疗方案的总体有效率分别达 78% 和 63%，两组比较无统计学差异。两种治疗方案均能有效改善患者勃起功能，均能提高患者的自信心和两性关系。每周3次治疗方案，能够在相对更短的时间内达到同样治疗效果，该方案的好处是能够节省治疗时间成本。但是，根据两种治疗方案目前研究的研究数据，还不能确定到底哪种方案更加有效，因此，最佳的治疗方案还需要进一步研究。

伟哥治疗ED效果不好时，还可以采用低强度脉冲超声治疗吗？

先看看"伟哥"治疗ED的机理，西地那非俗称"伟哥"，属于众多5型磷酸二酯酶抑制剂中的一种，伟哥是如何治疗ED呢？阴茎勃起是性刺激后海绵体平滑肌松弛充血的过程，性刺激后海绵体神经末梢释放NO，NO促进cGMP生成，cGMP能够强烈松弛海绵体平滑肌，海绵窦发生充血，海绵体内压增大，阴茎胀大变硬。磷酸二酯酶专门水解cGMP，削弱cGMP舒张平滑肌作用。伟哥抑制磷酸二酯酶后，能够使cGMP增多，从而维持平滑肌松弛的作用，海绵窦持续充血，导致阴茎勃起。可见，伟哥治疗ED是通过NO途径松弛海绵体平滑肌起作用的。动物研究发现，低强度脉冲超声治疗ED的机理不仅与NO途径有关，还与促进海绵体血管、海绵体平滑肌、海绵体神经新生有关，另外与改善海绵体纤维化有关。临床治疗发现，一些伟哥治疗无效的ED患者，经过低强度脉冲超声治疗后，恢复了对伟哥的治疗反应。因此，对伟哥治疗无效时，仍然可以采用低强度脉冲超声治疗。

低强度脉冲超声可以治疗糖尿病ED吗？

糖尿病患者的ED患病率在50%左右，多数糖尿病患者在疾病的发展过程中逐渐形成ED。糖尿病ED的病理生理过程与多种因素有关，糖尿病导致ED具体发病机制包括以下几方面：①神经因素：糖尿病可导致躯体神经及自主神经功能障碍。一方面，阴茎感觉神经病变导致维持阴茎勃起所需的持续触觉刺激或性刺激的感知能力消失，在性交时很难维持阴茎勃起。另一方面，海绵体神经功能受损，导致释放NO功能减弱。②动脉因素：糖尿病使大动脉发生粥样硬化及小动脉发生微血管病变，导致海绵体动脉扩张能力下降，海绵体供血不足。③海绵体平滑肌因素：糖尿病可使海绵体平滑肌舒张功能受损。因此，糖尿病ED是一个综合致病因素的疾病，病变严重时，采用伟哥治疗往往无效，治疗非常棘手。低强度脉冲超声治疗糖尿病动物ED，可改善动物勃起功能，与促进海绵体内血管新生、NO合成增多、平滑肌细胞增殖有关，还与下调纤维化相关因子表达有关。临床上，如果糖尿病ED患者的症状很严重，自主勃起极差，夜间勃起很弱甚至消失，伟哥治疗无效，说明海绵体血管内皮、神经和平滑肌功能受损严重，此时采用低强度脉冲超声治疗，由于已经无法激活阴茎干细胞了，往往不能获得满意效果。如果糖尿病ED患者的勃起功能尚处于轻到中度，说明阴茎的功能细胞只是部分受损，此时采用低强度脉冲超声治疗，可以通过激活阴茎干细胞，达到修复因糖尿病受损的海绵体内皮、神经和平滑肌功能，可以取得一定疗效。

低强度脉冲超声是否可以治疗前列腺癌根治术后ED？

根治性前列腺切除术是治疗早期前列腺癌的金标准，但也容易导致ED，前列腺癌根治术后ED的原因与勃起神经和血管损伤等有关，高达90%的原因为海绵体勃起神经损伤，因此保留勃起神经的前列腺癌根治术能最大程度保存患者的勃起功能。对于前列腺癌根治术后ED患者，如果手术中的勃起神经受损严重，会导致神经末梢NO释放障碍，采用5型磷酸二酯酶抑制剂治疗可能效果不佳。如何修复受损的勃起神经，目前缺乏有效的治疗手段。低强度脉冲超声可以促进神经再生成为治疗前列腺癌术后ED的方法吗？目前，还没有临床研究证实低强度脉冲超声对神经再生有效。有实验研究表明，低强度脉冲超声治疗损伤后周围运动神经，具有促进神经生长、改善神经功能效应。在大鼠坐骨神经缺损模型中，低强度脉冲超声刺激治疗后，神经功能指数和电生理指标显著改善，组织学结果表明提升了轴突再生的速度。在周围神经再生过程中，低强度脉冲超声治疗的益处可能是由于诱导神经营养因子、激活雪旺细胞促使轴突再生、激活细胞信号通路等。动物研究显示，低强度脉冲超声治疗后可提高动物ED的勃起功能，同时发现阴茎背神经和阴茎海绵体神经的神经性一氧化氮合酶表达增加，提示可能有助于阴茎支配神经修复。因此，低强度脉冲超声对神经损伤性ED具有潜在的临床治疗价值，治疗方案和效果尚需进一步研究。

低强度脉冲超声治疗阴茎硬结症合并ED有哪些好处？

阴茎硬结症，又称阴茎纤维性海绵体炎或Peyronie氏病，是一种获得性阴茎结缔组织疾病，发病率在1%~4%，多见于40岁以上。临床表现为疼痛、斑块、阴茎弯曲和ED，造成患者极大的精神压力，严重影响患者和性伴侣的生活质量。阴茎硬结症与ED关系密切，40岁以下阴茎硬结症患者ED发生率约为21%。阴茎硬结症发生ED的原因包括以下几方面：阴茎白膜下大面积斑块、阴茎静脉阻塞功能机制障碍、海绵体动脉血流减少等。另外，阴茎硬结症患者勃起时阴茎疼痛，也是导致ED的一种非器质性心理性原因。

有临床研究发现，低强度脉冲超声治疗阴茎硬结症后，可显著改善阴茎疼痛，机理与抑制COX-2有关。阴茎疼痛改善，大大缓解了阴茎硬结症患者勃起时的心理负担，消除了因疼痛和神经紧张因素导致勃起障碍。另外动物研究显示，低强度脉冲超声治疗ED可改善勃起功能，该研究同时还发现，海绵体组织转化生长因子TGF-β表达下降，海绵体纤维化改善。阴茎海绵体硬结形成也与TGF-β表达上调有关，因此，低强度脉冲超声局部刺激阴茎海绵体硬结，可以通过下调TGF-β表达，有助于阻止阴茎局部斑块病变进展，甚至可能缩小斑块。总之，低强度脉冲超声治疗阴茎硬结症时，如果患者同时还存在ED，一方面通过缓解疼痛从而改善勃起功能，另一方面通过下调TGF-β改善纤维化和抑制斑块形成，从而改善勃起功能。因此，低强度脉冲超声治疗阴茎硬结症合并ED的好处在于，既改善勃起功能，也有助于治疗阴茎硬结症疾病本身。

哪些ED患者适合低强度脉冲超声治疗？

目前研究显示，低强度脉冲超声治疗对轻中度ED患者取得了良好效果。低强度脉冲超声可提高轻中度ED患者的性生活能力，改善患者性生活满意度；也可改善非性生活时的勃起状况，包括夜间勃起次数增多、晨间勃起硬度增加；改善患者性生活的自信心，还能改善两性关系，使得性伴侣或者夫妻间的关系更加亲密。因此，低强度脉冲超声治疗的最佳适应证为，症状属于轻中度的ED患者。

值得注意的是，虽然ED症状属于轻中度，但合并严重精神焦虑状态的患者，如果患者在ED发病之前长期存在精神焦虑问题，单纯采用低强度脉冲超声治疗，可能疗效不佳，需要联合一些抗焦虑药物和心理咨询方法。对于5型磷酸二酯酶（PDE5）抑制剂治疗效果不佳的ED患者，由于低强度脉冲超声治疗机理不同于PDE5抑制剂，可采用低强度脉冲超声联合PDE5抑制剂治疗方法，一般能够取得较好效果。而对于一些糖尿病ED、创伤性ED、前列腺癌根治术后ED等难治性ED，由于这些ED病因复杂，并且常常合并一定程度的勃起神经功能受损，考虑到低强度脉冲超声对阴茎神经修复的潜在作用，也可采用低强度脉冲超声联合药物、负压助勃等方法治疗，改善这类ED患者的勃起功能。

低强度脉冲超声治疗系统如何对ED患者进行心理辅导治疗？

由于绝大多数ED的病因是器质性病变与心理因素混合所致，涉及心理精神障碍、人际关系、文化认知、神经系统、内分泌系统、动脉病变、海绵体病变、内皮功能障碍以及其他原因（如不良生活方式、药物、吸烟、酗酒等）等诸多方面。因此，针对ED患者的治疗除了采用药物和物理方法治疗阴茎局部病变，还需要采用性健康教育辅导，帮助ED患者正确认识ED、指导基础性疾病治疗、帮助识别并纠正ED不良危险因素、疏导ED相关焦虑因素等。低强度脉冲超声治疗系统，除了局部机械刺激阴茎海绵体改善勃起功能外，把性健康教育内容进行整合形成ED心理辅导教程视频，在患者接受局部治疗期间，患者同时观看学习。在治疗期间，治疗师会与患者进行谈话，互相交流，帮助患者放松压力，建立信心。根据患者的不同情况，治疗师会针对性给出合理建议，包括适当运动、合理膳食、合理安排睡眠、改变不良生活习惯、养成健康心态等。另外，患者通过观看VR系统，从听觉、视觉和触觉上改善ED患者的性唤起，增强ED患者治疗信心。

低强度脉冲超声会对组织细胞产生热损伤吗？

超声波所引起的潜在生物学作用由两种主要物理机制造成，一是热效应，二是机械效应。超声波本身具有一定能量，随着超声波在机体内传输，组织吸收能量大小与声波所穿越的组织密度大小有关，机体吸收声波能量会引起组织局部温度升高。这种热效应所造成的温度升高幅度相当小，但一些酶类对温度的微小变化也非常敏感，会引起酶活性变化，这些酶活性的变化对细胞功能可能产生有益效应，也可能有不良效应。尽管如此，低强度脉冲超声波采用脉冲式释放方式、超声强度远低于$3W/mm^2$，大大降低了热效应。因此，低强度脉冲超声一般不会通过热效应对组织细胞产生大的损害，不会造成组织热损伤。

低强度脉冲超声治疗ED的安全性如何？

经过多次临床试验证明，经过低强度脉冲超声治疗的ED患者，未发现治疗部位阴茎皮肤出现淤血、瘀斑、血尿等不良反应，血常规、尿常规、肝肾功能等实验室指标也均无异常，也无全身任何不良反应报告。在低强度脉冲超声治疗期间，由于设备已经设定最大有效声强远小于$3W/cm^2$，声波强度和治疗时间由程序控制模块进行自动控制，治疗时间结束自动停止输出，既能准确输出治疗强度，同时能保证治疗安全性。由于低强度脉冲超声是非介入式治疗，多次试验证明，患者治疗时不需要麻醉，也不引起任何疼痛。一组连续600次标准操作低强度脉冲超声治疗ED的观察研究中，采用视觉疼痛评分评估疼痛程度，均无疼痛和不良反应报告病例，显示了良好的安全性。

另外，低强度脉冲超声刺激阴茎海绵体治疗ED时，由于睾丸和阴茎邻近，是否会对睾丸功能造成不良影响？由于低强度脉冲超声机械刺激仅仅聚焦在两侧阴茎海绵体和阴茎脚，超声波能量覆盖范围远离睾丸组织，一般不会影响睾酮功能。目前为止，尚未有低强度脉冲超声治疗ED期间，睾丸疼痛、精液减少等睾丸相关不良反应的报告。考虑到低强度脉冲超声对组织细胞功能的有利效应，即使有部分超声能量波及部分睾丸组织，也可能有利于睾丸功能。然而，对睾酮生精功能和睾酮分泌功能的具有效应不清楚。

勃起功能障碍的手术治疗方法有哪些？

勃起功能障碍（ED）的外科治疗指外科手术的治疗，包括阴茎支撑体或人工假体植入术和血管手术两大类。均属于第三线治疗的方法。外科治疗属于有创治疗，所以人工假体植入术仅用于器质性ED且其他治疗无效时，血管手术适用于血管性ED。下面我们主要讲述血管手术治疗方法。血管手术分为血管重建术和静脉阻断术两类。

（1）阴茎血管重建术：阴茎血管重建术治疗目的是将阴茎动脉血供异常造成的血流量和灌流压减少提高到较高水平，以保证阴茎完全勃起的需要。阴茎血管重建术对血管外伤后的患者手术治疗成功率较高，腹壁下动脉-阴茎背深动脉血管重建术是目前治疗成功率最高的，只要选择合适的手术治疗对象，血管重建术治疗动脉性ED还是安全有效的。

年轻患者中创伤后动脉源性ED，如骨盆或会阴创伤的年轻患者中，手术阴茎血运重建有60%~70%的长期成功率。必须通过阴茎的双功能多普勒研究证实病变，并通过阴茎动脉造影术来加以确认。海绵体静脉闭塞功能不良是血运重建的一个禁忌证，可以通过DICC来排除。由于远期效果较差，对静脉闭塞功能不良的患者不推荐血管手术。

（2）静脉阻断术：阴茎静脉阻断术治疗目的是要在阴茎勃起状态时减少静脉回流量，严格地筛选适应证可以使治疗成功率从44%提高到70%以上。尽管全面的术前检查和熟练的显微外科技术可以减少术后并发症，增加治疗成功率，有效地防止吻合口纤维化、血管内膜增生、血管栓塞，保持吻合血管的血流畅通，但目前还没有一个治疗静脉漏十分理想的手术方法，40%~50%术后可能失败，30%~40%远期效果不佳，疗效逐年递减，这在很大程度上是由于海绵体平滑肌病变本身造成的，且约半数的患者需要借助于阴茎海绵体内自我注射或负压真空吸引装置来维持性交。所以，除了单纯性的严重的静脉漏可以进行手术治疗外，静脉漏患者一般都采取其他的方法解决性功能问题，而手术后很快出现新的静脉漏可能与海绵体窦状隙纤维和内皮的破坏、白膜张力的丧失、坐骨海绵体肌的功能障碍和可能的生化因素有关。具体手术方法有：①坐骨海绵体肌折叠术和阴茎折叠术，以加强静脉外阻力；②阴茎背深静脉结扎；③海绵体静脉结扎和松解术；④阴茎静脉动脉化手术。

以上所介绍的血管手术治疗近期疗效为30%~88%，但远期疗效仅15%~46%，所以一些医师主张采用血管介入技术。在动脉性ED中，大血管病变可采用PTA，小动脉病变就只能借助于血管重建术；静脉性ED建议采用静脉栓塞。所有手术的远期效果仍欠满意，有待于进一步研究改进。

阴茎植入假体可选择哪些种类？

阴茎支撑体或假体植入是指通过外科手术方法在阴茎内放置硅橡胶支撑体或其他半假硬体，使阴茎能根据需要而达到勃起，近年来，可膨胀性阴茎假体植入技术已经有很大改进。阴茎支撑体可选择的假体种类繁多，包括膨胀（两件套和三件套）和非膨胀性假体，主要取决于患者的意愿和经济情况，几乎可以使所有的严重ED患者获得满意的性交。由于可获得更加"自然"的勃起，大多数患者偏好三件式膨胀器械。三件式膨胀阴茎包括放置在腹腔或阴囊中的一个单独的贮池。三件式器械提供最佳硬度和最佳迟缓性，因为它们将填充海绵体的每个部分。然而，在贮池放置时并发症风险较高的患者中，两件式膨胀假体是另外一个不错的选择。非膨胀性假体导致阴茎坚硬，可在勃起或松弛状态下手动放置。目前阴茎假体的种类有以下几种：

第一种为可膨胀阴茎假体或称阴茎支撑体。1973年就发明了这种可膨胀的阴茎假体，经历了两件套和三件套的发展过程。目前三件套膨胀式假体已成为阴茎假体植入的金标准，它是由2个圆柱体、液泵和充满液体的水囊组成，实际为一套水循环装置。圆柱体注入阴茎海绵体内，水囊植入在耻骨后间隙，液泵装置放入阴囊内。需要勃起时，患者只要挤压位于阴囊内的液泵，水囊内生理盐水就会进入圆柱体内，使阴茎坚硬勃起。当完成性交后只要挤压水泵上的释放开关，液体即会流会水库，阴茎变软。三件套阴茎假体使用方便，可模拟自发性勃起，但其价格昂贵，其价格是可弯曲棒状假体的3倍。

第二种为可弯曲的半硬棒状假体。由医用硅橡胶制成，其内部由耐弯曲的银丝组成，有较好的组织相容性，不发生人体组织排斥。手术植入阴茎后可使阴茎处于半勃起状态，由患者自己用手来调整阴茎角度以利于阴茎插入阴道。优点是价格相对便宜，较少发生故障，放置时手术操作较容易。缺点是勃起不坚，缺乏张力弹性，阴茎总是处于半硬状态，不能变软，使患者在生活和社交时有诸多不便。这种假体在西方国家已经应用了20多年，其材料得到长时间的考验。但对于脊柱损伤和糖尿病患者不宜使用。

阴茎假体植入手术适合哪些患者？

阴茎支撑体或假体植入是治疗严重ED的最后手段，相当于在阴茎体内植入一个半永久性的"阴茎起搏器"，这种"阴茎起搏器"适用于海绵体的器质性病变对其他疗法无效的患者。当患者需要阴茎勃起时，可以启动隐藏在阴囊或腹腔内的机关，触发阴茎海绵体内的阴茎支撑体，使阴茎支撑体勃起胀大，变成坚硬的阴茎。"阴茎起搏器"对于那些采用保守疗法没有应答、偏好永久性解决方案而且又迫切期望改善性能力的患者，可膨胀性阴茎假体植入是一个有吸引力的解决方案。由于该方法的疗效高、良好的安全性和满意率，在对侵袭性较小的治疗没有应答的患者中，有足够证据可以采用该治疗方法。适合行阴茎假体植入手术的条件是：

（1）确诊为勃起功能障碍。

（2）勃起功能障碍是不可逆的器质性病变，且经其他方法治疗无效或疗效不满意。

（3）心理性勃起功能障碍经心理及药物治疗无效。

（4）患者和配偶充分了解所有的其他治疗方法，并表示仍选择该治疗方法者。

（5）阴茎硬结症或其他各种阴茎矫形再造手术后出现的ED。

对于医师而言，术后患者是否满意是很大的风险。所以，在手术前一定要帮助患者全面了解ED的各种治疗方法，并对手术结果有现实、清楚地认识，满意程度因人而异。只要当患者对假体植入有现实的认识后，才考虑手术。同时患者要对手术后可能发生的并发症有清楚的认识，因为一旦手术失败，其他治疗方法都将无效。

阴茎假体植入手术有哪些并发症？

尽管阴茎"植入起搏器"作为最后的ED治疗手段，除了来自患者满意度的风险外，仍然面临手术本身带来的严重不一的并发症。阴茎假体手术的并发症主要与勃起功能障碍的病因、阴茎假体的种类和医师的经验有关，目前手术并发症总体发生率在5%~10%，主要的并发症有：

（1）感染：感染是最主要的并发症之一，导致感染的原因有类固醇激素的应用、脊柱损伤、糖尿病等。感染发生时常表现为疼痛、发热、局部触痛和肿胀等症状。感染发生后需要取出假体，至少等待3个月后才能重新手术。

（2）海绵体破损和白膜穿孔：当选择过长的假体或不当地扩张海绵体时，容易导致海绵体破损和阴茎白膜穿孔，特别是对阴茎海绵体纤维化患者手术时。阴茎白膜穿孔可表现为假体移位到会阴或龟头下海绵体穿孔。补救方法是海绵体修复术。

（3）阴茎头部无支撑力：主要是由于假体选择过短，造成圆柱体不能充分达到阴茎海绵体前端，如需要改用长度合适的圆柱体。

（4）尿道穿孔：手术中海绵体扩张不当时，可引起尿道穿孔。当发生尿道穿孔时应暂停假体植入，作耻骨上膀胱造瘘，引流尿液1~2周后再次手术。

（5）假体破损或发生机械故障：主要是由于手术中缝针扎穿假体所造成的，假体破损则液体泄漏而不能膨胀，需要更换假体。

阴茎假体手术植入的两个主要并发症是机械故障和感染。一直以来，科学家们不断改进技术和设备，已经使得5年随访后的机械故障率小于5%。对于低风险ED患者，在一期假体手术植入时，精湛的手术技术同时采用针对革兰阳性和革兰阴性细菌的适当抗生素预防将感染率降低至2%~3%。另外，通过植入一种抗生素浸渍的假体或亲水覆膜假体，使得感染率可进一步降低至1%~2%。

对于较高风险ED患者人群，包括进行翻修手术的患者、宿主防御能力受损（免疫抑制、糖尿病和脊髓损伤）的患者或阴茎海绵体纤维化的患者，感染仍然具有相当大的挑战。虽然糖尿病被视为感染的主要风险因素之一，但是这并未得到当前数据的支持。脊髓损伤患者的感染率以及糜烂发生率高达9%。一旦合并感染，需要取出假体和抗生素给药。另外，再次手术取出感染假体的同时立即用新假体替代，可以采用一种冲洗方案，在80%以上的病例中得以成功挽救。大多数翻修继发于机械故障和合并的糜烂或感染，大于90%的病例成功进行了翻修，最终成功更换了功能性阴茎假体。

前列腺癌根治术后勃起功能障碍如何康复治疗？

传统开放根治性前列腺切除术后ED的发生率接近100%，近10年来越来越多地采用保护勃起神经的根治性前列腺切除术，使术后ED发生率有所降低。对于临床局限性前列腺癌的患者，采取任何形式（开放式、腹腔镜或机器人）的根治性前列腺切除术，手术后ED发生率为25%~75%。目前，无论医生还是患者本人，对前列腺癌根治术后ED的康复越来越重视，为了使得前列腺癌根治术后ED得到有效治疗，可以选择采取以下康复手段。

（1）药物治疗：目前PDE5抑制剂是保留神经前列腺癌根治术术后ED治疗的首选治疗。当然，外科医生的经验和保留神经的技术是术后维持勃起功能的关键。一些临床研究表明，在根治性前列腺癌手术后接受药物治疗有助于患者勃起功能恢复。在PDE5抑制剂短效制剂西地那非的研究中，早期使用足量的西地那非可以保护阴茎海绵体平滑肌功能，有效防止阴茎萎缩。前列腺癌根治术后每日服用西地那非与安慰剂相比，不仅显著增加患者的自发性勃起，还能够显著提升患者完成性交的能力，增加患者的性生活满意度和生活质量。在PDE5抑制剂长效制剂他达拉非的研究中也发现，在前列腺癌根治术后口服他达拉非20mg，勃起功能改善71%，性交成功率是52%；而安慰剂分别为24%和26%。他达那非20mg按需服用以及5mg每日服用治疗前列腺癌根治术后ED的疗效及安全性对比，两组均显著改善勃起，且耐受性良好。每日服用他达拉非小剂量5mg，依从性更好，副反应较少，优于按需服用。口服伐地那非10mg、20mg勃起功能改善分别为60%和71%，性交满意度、勃起硬度、性高潮和性生活的整体满意度明显优于安慰剂。

（2）真空勃起装置（VED）：ED是前列腺癌根治术后常见并发症，术后由于海绵体神经损伤和动脉灌注减少，导致海绵体组织缺氧、凋亡和胶原沉积，并最终导致静脉漏。真空勃起装置可通过扩张海绵体动脉，改善缺氧，预防阴茎海绵体组织的凋亡和纤维化。术后早期应用真空负压装置可促进勃起功能的恢复，保持阴茎长度。VED通常在术后1个月内开始使用，每日1次，每次10分钟，或连续两次负压吸引，每次5分钟，间隔短暂的吸引释放，连续3~12个月。在术后5年仍然获得自然插入硬度的患者中，60%患者将VED作为阴茎勃起早期康复疗法。

（3）低能量冲击波治疗：低能量冲击波治疗勃起功能障碍主要适应于动脉缺血性ED，由于前列腺癌根治术后ED神经损伤因素较多，利用低能量冲击波治疗这类ED的疗效存在争议，少量报道对未保留神经前列腺癌根治后ED的疗效不佳。但是保留神经的前列腺癌根治后ED的病因除了神经损伤因素外，动脉灌注不足为主要原因，因此低能量冲击波治疗具有一定价值。有研究发现，对18例保留双侧神经的前列腺癌根治术后ED患者进行低能量冲击波连续6周6次的一个疗程治疗后，经过1个月和12个月的随访发现，勃起功能评分都有不同程度的显著提高。

"修正"基因能治疗勃起功能障碍吗？

基因治疗是将遗传物质导入靶细胞内，恢复细胞的正常功能，达到治疗疾病的目的。导入的目的基因可以是与缺陷基因相对应的有功能的同源基因或与缺陷基因无关但有治疗意义的基因。基因导入体内有两种方式：一种是间接体内疗法，即在体外将目的基因导入靶细胞内，再将这种基因修饰过的细胞输回患者体内，使这种带有外源基因的细胞在体内表达；另一种是体内疗法，即将外源基因直接导入体内有关的组织器官，使其进入相应的细胞并进行表达。

现代医学研究认为基因疗法在治疗ED方面有多项优势：首先，阴茎为体表器官，定位准确，可在阴茎根部扎止血带，减少目的基因进入血循环；其次，阴茎海绵体细胞间存在缝隙连接，使其成为一个功能性合胞体，只需少量细胞转染目的基因即可奏效；再次，阴茎血管平滑肌细胞代谢率较低，可使目的基因较长时间表达，一个新转染的基因可起效数周至数月，患者只需每年接受3~4次基因注射便可保持其勃起功能。

　　有许多基因与阴茎的勃起调控有关，影响海绵体平滑肌细胞信号转导的信号分子和酶类均可以是ED基因治疗的目标，目前主要用来进行ED基因治疗的主要候选基因包括一氧化氮合酶基因、降钙素基因相关肽基因、脑源性神经营养因子基因、钙离子敏感性钾离子通道基因、磷酸二酯酶、胰岛素样生长因子、血红素氧合酶、血管内皮细胞生长因子、cGMP依赖性激酶、血管紧张素转换酶、生长因子等基因。

　　ED基因治疗研究正方兴未艾，基因治疗勃起功能障碍能否"一劳永逸"，在临床应用之前还需解决一些基础性技术问题：①最重要的是找到更多有价值的目的基因；②其次是开发一种基因载体，这种载体一方面能使目的基因高效转染，另一方面能够长期表达，且无免疫反应发生，易于被人体自身组织接受融合。随着分子遗传学与免疫学的飞速进展，预期不久的将来人类定会找到解决这些难题的答案。

"唤醒"干细胞可以彻底根治勃起功能障碍吗？

　　干细胞可以根据它们接收的刺激或信号类型进行自我更新，分化为不同的细胞表型和修复受损组织。干细胞这种自我更新和定向分化的能力，使其在再生医学的研究中有广阔运用前景。干细胞可以分为胚胎干细胞和成体干细胞。由于分离胚胎干细胞需要破坏人类胚胎，因此胚胎干细胞的研究受到了伦理和法律的严格限制，这些限制促使科学家转而寻找干细胞的替代来源，如胎儿组织、单性生殖、羊水干细胞和成体干细胞。一般认为，胚胎干细胞能够分化成人体内的所有细胞类型，成体干细胞只能分化为某一特定胚层的细胞类型，然而，越来越多的研究发现，成体干细胞还可以分化为其组织来源之外的细胞类型。

　　勃起功能障碍的发病与吸烟、老龄、高血脂、糖尿病和高血压等疾病相关，诸如前列腺癌根治术中导致的海绵体神经损伤也是导致ED的重要原因，其他的原因包括药物的副作用、生殖器外伤、内分泌功能障碍、阴茎血管和海绵体平滑肌的纤维化以及阴茎肿瘤等。勃起功能障碍尽管药物治疗效果明显，如磷酸二酯酶抑制剂，然而其疗效的持续时间短暂，并且治疗费用相对昂贵。磷酸二酯酶抑制剂虽然针对血管源性的ED疗效较好，但对伴随晚期糖尿病或者前列腺癌根治术后的ED患者是无效的。这些患者的受损神经元和神经细胞产生的凋亡往往会导致不可逆的功能损伤，这种情况用口服药物治疗是无效的。干细胞移植以直接分化取代受损细胞或者旁分泌大量细胞因子的形式使治疗过程简单化，这与药物只针对特定的分子或者信号通路不同。

不同类型的ED其病因和发病机制也各不相同，治疗时往往是针对其中某一环节或因素进行干扰或纠正，并不能完全修复已经受损的组织细胞功能。运用干细胞治疗ED可以完全取代受损或死亡的阴茎组织细胞，同时还可以分泌一些细胞因子修复功能受损的组织细胞。到目前为止，在ED动物模型的研究中，人们已经着手研究了包括骨髓间充质干细胞、脂肪组织来源干细胞、肌肉来源干细胞等在修复神经、血管、内皮和平滑肌中的作用。

干细胞及其相关技术的发展为ED的治疗研究注入了新的生机，但干细胞治疗ED距离真正临床应用还有一段漫长的征途，尚有许多难题需要解决，如干细胞定向诱导分化机制、干细胞的分离和鉴定、干细胞在体外长期培养的安全性等等。尽管如此，我们相信，通过人类持之以恒的研究，干细胞治疗有望成为彻底治愈ED治疗方法。人类在持续发起对勃起功能障碍的各种"战役"中，干细胞治疗最有可能实现"毕其功于一役"。

治疗早泄的基本目标如何？

根据早泄的定义特点，延长阴道内射精时间，加强对射精的控制力，使配偶满意是治疗的目的。因此，简单而单纯延长阴道内射精时间并非早泄治疗唯一目的，治疗PE的目标为：①延长阴道内射精时间；②增强射精控制力；③改善患者和配偶的性生活满意度。从动物进化论来看，单纯的射精时间短，并非存在疾病。在野外雌雄动物交配时，正是防御能力最弱时，容易受到天敌攻击。阴道内射精时间短的雄性动物，只要能顺利插入阴道并排精，反而更能保护自己，促进种族繁衍。但人类不是简单的动物，有更高的精神和社会生活需求，需要延长射精时间达到控制射精和愉悦配偶目的。而对于射精时间较长的主诉早泄患者，属于早泄样射精功能障碍。这类患者是否需要治疗，有一定争议。建议对于早泄患者，应结合患者病史、阴道内射精、量表以及神经电生理检查结果，并且充分考虑患者及配偶意愿，制定一个相对完善、合理的治疗方案。

心理疏导如何治疗早泄？

在早泄药物治疗和手术治疗出现之前，心理治疗和行为疗法是早泄唯一治疗方法。心理行为干预的目标是帮助患者改善射精控制能力，具体包括：①学会控制射精，增加延迟射精的能力；②增强对性生活的自信；③减少对性生活的焦虑；④改变刻板的性生活程序；⑤消除亲昵行为的有关障碍；⑥解决促发和维持早泄的人际问题；⑦适应干扰性生活的体验和想法；⑧增进与性伴侣的沟通和交流。

对于阴道内射精时间不短而以心理因素为主的患者，心理治疗和行为疗法应该是首选治疗方案。心理治疗可获得短期的疗效，对境遇性早泄或早泄样射精功能障碍的疗效可能好于原发性早泄和继发性早泄。

一般心理治疗包括性心理教育，告知患者早泄并非严重疾病，是可以治疗的。营造温馨的性生活环境，缓解焦虑情绪，降低交感神经的活动强度，从而降低射精阈值。在性生活过程中，分散自己注意力，听音乐、看电视、想问题等。女方要密切配合，亲切地爱抚、关怀、体贴自己的丈夫，使其产生自信心，切不可强硬责怪，甚至谩骂，导致患者加重心理紧张。

行为疗法始于20世纪50年代，包括"暂停–挤压"技术以及"停–动"技术等，这些都是针对早泄的标准治疗技术。患者通过一系列循序渐进的训练，以建立射精控制能力。方法是从自我刺激开始，转换为性伴侣手法刺激，然后是不抽动的性交，最后采取"停–动–停"技术。如此反复训练可减弱患者对性刺激的反应，以让患者能够接受更多的刺激，使患者在射精阈值下保持适宜的强度刺激并延长刺激时间。

挤压阴茎可以治疗早泄吗？

　　早泄不是不治的绝症，只要夫妻两人还没有因为早泄而对性交完全失去兴趣，妻子肯真诚的合作，有信心改变丈夫的早泄，那么治愈早泄症的成功率极高。目前治疗早泄最流行的方法之一是"挤压法"。在使用挤压法以前，妻子必须了解男人达到高潮的两个阶段。第一阶段称为"射精不可避免阶段"，这是在射出精液前的阶段，在这时候男人感到他已失去控制，非射精不可。由于前列腺和精囊的收缩所产生的这个阶段，历时约为2秒到4秒钟。

　　妻子帮助丈夫改变早泄的第一步，称为"感觉集中"，夫妻两人赤身裸体，互相抚摸对方，以体验互相爱抚的感觉。在这个阶段中，妻子可以用各种方法来刺激丈夫的性器官。在刺激丈夫性器官的时候，妻子最好坐在床上，背靠着枕头板（用枕头垫在背后支持），两腿分开，丈夫躺在她对面，臀部放在她的两腿之间，腿部叠在她的腿上，屈膝，双脚放在床上。挤压的时候，妻子把拇指放在阴茎腹部的系带上，示指和中指放在阴茎背部，两指并拢，放在阴茎头突缘的上下方，3只手指与捏住茶杯口的方式相同，不论有没有割掉包皮，手指的位置都相同，施用压力的时候，3只手指同时挤压，每次挤压3~4秒钟。丈夫的阴茎受到了压力，会立刻丧失射精的冲动，他也可能使勃起的程度丧失10%~30%，妻子在放松压力后，应等待15~30秒钟，再开始刺激阴茎，丈夫的阴茎重新完全勃起后，再加以挤压。每次挤压的时间虽然不超出3~4秒钟，丈夫通常会失去射精的冲动。第一天试用挤压法的时候，妻子应挤压丈夫的阴茎4~5次。挤压的时间，应在丈夫进入"射精不可避免阶段"之前，因为一进入这个阶段，他就无法阻止射精了。

　　治疗早泄的第二步，是插入而不是射精。在这个阶段，应该取男下女上的位置。丈夫仰卧在床上，妻子坐在他的大腿上、面对着他。她的膝盖应跪在他肚脐线的两侧，大腿跟他的身体平行。在这个位置，她的上身向前倾斜，跟丈夫的躯体成40°角，她就很容易把他的阴茎塞进阴道，在上面滑动，而不是坐在阴茎上了。当丈夫冲动到快要射精的时候，他应该立刻告诉妻子。她应该提高骨盆，吐出阴茎，再应用挤压法挤压3~4秒钟，然后重新把阴茎塞进阴道，仍旧保持不动，避免进一步刺激丈夫。在随后的几天内，如果丈夫已经有点进步，他可以使用适当的骨盆运动来保持勃起状态。做到第二天或第三天，丈夫的阴茎应该能在阴道内保持5~15分钟。

抗抑郁药是否能治疗早泄？

选择性5-羟色胺再摄取抑制剂（SSRIs）本是用于治疗抑郁症的药物，但临床研究发现服用SSRIs后可延缓射精时间，因而从1970年首次报道帕罗西汀药物治疗早泄有效开始，SSRIs逐步用于早泄的治疗。目前SSRIs已成为治疗早泄的首选药物之一，临床上常用的药物有达泊西汀、舍曲林、帕罗西汀、氟西汀等。

5羟色胺（5-HT）是中枢神经系统的重要神经递质，目前动物研究发现有3种5-HT受体亚型或转运体参与调控射精：5-HT1B和5-HT2C受体兴奋可使得射精潜伏期延长，延迟射精；相反，5-HT1A受体则可促使射精的潜伏期缩短，加速射精。5-HT经突触释放后，一方面作用于其受体，另一面通过突触前膜上的5-羟色胺转运体（5-hydroxytryptamine transporter，5-HTT）重新被摄取，使得自身生物活性作用终止，因此，5-HTT在5-HT突触活动调节中发挥着重要的作用。SSRIs通过降低突触前膜5-HTT活性，从而抑制5-HT的再摄取，提高突触间隙5-HT的浓度，使得更多突触后膜相关的5-HT受体激活，提高射精阈值，最后发挥其延迟射精的功能。

如何选择5-羟色胺再摄取抑制剂治疗早泄？

选择性5-羟色胺再摄取抑制剂的出现（SSRIs）为早泄的治疗带来了重大的变革。这些药物通过拮抗5－HT转运体的作用，阻止了来自中枢5-羟色胺神经元突触间隙的5-羟色胺再摄取，从而提高了5-HT的神经传递和突触后膜的5-HT自受体刺激。目前具有明确早泄适应证的SSRI药物是达泊西汀（必力劲），其他没有明确早泄治疗适应证（但实际在临床使用）的药物有氯米帕明、帕罗西汀、舍曲林、氟西汀等。

达泊西汀是一种强力短效SSRI类药，特点为按需临时口服，吸收迅速，达峰时间（从药物吸收至血浆最大浓度时间）仅1.3小时，清除迅速，24小时即清除95%（后遗效应少）。研究显示，达泊西汀30 mg、60 mg在性交前1~2小时服用。患者阴道内射精时间短于30秒，治疗后可提升3.4倍和4.3倍；射精自控力和苦恼改善，性满意度增加。副反应如恶心、腹泻、头痛，嗜睡在两剂量组发生率分别为4%、10%。目前已积累6000余例资料，称为早泄的里程碑式药物。

除达泊西汀外，其他SSRIs治疗PE均无药品适应证标识，尽管众多临床试验和经验报道均有一定疗效，在开具处方前，医师都会详细与患者交代，并充分告知，必要时落实在病历上。射精延迟通常发生在开始口服SSRIs治疗5~10天之后，但是完全起效往往需要2~3周的治疗，因受体脱敏需要时间，为保证疗效，建议长期持续使用。常用剂量为每日服用帕罗西汀10~40mg、舍曲林25~200mg、氟西汀10~60mg。SSRIs治疗早泄的不良反应较少见，一般较轻，可以耐受，常发生在治疗开始的第1周且在持续治疗2~3周后消失。其不良反应包括乏力、疲倦、打哈欠、恶心、口干、腹泻或出汗等，其他如性欲减退、性快感缺失、ED、不射精亦有零星报道。SSRIs应长期服药，停药后，多数患者早泄会复发。长时间或较大剂量服用SSRIs，应注意SSRIs撤药综合征的发生。SSRIs撤药综合征是指在突然停药或大剂量服用减量后第3~4天出现精神心理和自主神经症状。因此，长时间或较大剂量服用SSRIs治疗早泄的患者，停药前应逐渐减量。

治疗早泄还有哪些药物？

早泄药物治疗除了SSRIs外，还有一些其他药物可以选择，主要有以下几种：

5型磷酸二酯酶（PDE5）抑制剂：许多研究支持PDE5抑制剂治疗早泄有效，其确切机制尚不清楚。可能由于PDE5抑制剂抑制射精管、输精管、精囊、后尿道平滑肌上的PDE5活性，从而使平滑肌舒张，射精潜伏期延长；也可能因为患者阴茎勃起硬度增加而减少焦虑，下调勃起的性唤起阈值，从而使得射精阈值增加。PDE5抑制剂联合SSRIs或局部麻醉药物，其疗效明显优于单用。

α_1肾上腺素能受体拮抗剂：有研究发现α_1肾上腺素能受体拮抗剂可以治疗早泄，其可能的机制是降低射精管道如输精管、前列腺和后尿道平滑肌的交感兴奋性，延迟射精。也可能作用于中枢神经系统的α受体，通过抑制中枢神经系统的兴奋性，控制射精反射，缓解早泄症状。

曲马多：曲马多为中枢镇痛药，有药物成瘾性，一般不使用。按需使用25mg的曲马多，治疗后射精时间由1.17分钟升至为7.37分钟。另一项研究中，按需使用曲马多50mg，在治疗结束时导致射精时间由19秒增加到243秒。与安慰剂组的15%的不良反应相比，治疗组有28%的患者在治疗中出现不良反应，主要包括恶心，呕吐和头晕。

外用药物：主要作用是局部麻醉以降低阴茎头部的敏感程度，来延长性交时间。通常性交前15~20分钟涂在阴茎头部。这类药有1%达克罗宁溶液、1%丁卡因溶液、3%氨基苯甲酸乙酯、25%苯佐卡因溶液等。另外，有一种由朝鲜红参等制成的外用糊剂，性交前涂于阴茎头部，也有较好的降低感觉神经兴奋性，并能增加阴茎血流量而有助于延缓射精。外用方法也可采用更简单的方法，如将2%利多卡因2ml倒入避孕套内，戴好避孕套后5~10分钟开始性生活，开始阶段，不要快速抽动，慢慢适应10天或1个月后再加快抽动。

"麻醉神经" 能否治疗早泄？

局麻药物阴茎局部使用治疗早泄始于1943年，是早泄最早的药物疗法之一。局麻药可以降低阴茎敏感性，延长阴道内射精潜伏时间，而且不会对射精造成影响。常用的局麻药物有复方利多卡因乳膏、SS乳膏等。使用方法为性交前15~20分钟均匀涂抹于阴茎头和阴茎体部，注意包皮过长者应该把包皮充分上翻后再涂抹。性交前使用避孕套或用温水洗掉多余药物，避免药物在性交时进入阴道，导致女方阴道麻木而性快感缺失。有多项研究表明，局麻药物治疗PE有效率达80%，但仍缺乏大样本多中心随机双盲对照研究。通过阴茎神经电生理检查，约60%的原发性早泄患者表现为阴茎感觉高兴奋性，这类患者阴茎局部使用局麻药物，有效率可以达到90%以上。局麻药物治疗的不足之处在于，剂量过大时可能引起阴茎头麻木，性快感下降，伴有勃起功能障碍患者，可能会加重勃起困难；性交前要计算时间涂药，中断性兴奋环境，不利于前戏发挥，会造成患者的性体验不佳。

"切除神经"手术治疗早泄靠谱吗？

传统观点认为早泄的原因主要是心理性因素，因此主要采用心理治疗、行为治疗或药物治疗。近几年，逐渐有报道手术治疗早泄。究竟是否可以采用手术治疗早泄？哪些患者适合采用手术？疗效如何？

有一种治疗早泄的手术叫选择性阴茎背神经分支切断术。其理论基础是认为早泄是由于阴茎特别是龟头感觉神经兴奋性过高所致，只要减少阴茎浅表神经，降低龟头兴奋性就能治疗早泄。以往解剖学认为阴茎背神经是主导阴茎敏感度的神经，通常只有2支。但是近年来，哈尔滨医科大学教授发现早泄患者阴茎背神经多超过5支，多者有6~10支，呈平行分布，认为过多的阴茎背神经分支使阴茎过分敏感，可能是原发性早泄的病理学基础。因此，最近提出了选择性阴茎背神经分支切断术的手术方法，这种手术通过选择性切断阴茎背神经分支来降低阴茎龟头的敏感性，提高射精的阈值，来达到延长性生活的时间。

但是这种"切除神经"的手术方法必须严格掌握手术指征：一定是原发性早泄，绝对不可以是继发性早泄。年龄一般要小于或等于40岁，阴茎勃起的角度一定要超过90度。手术还需要排除：①心理素质不佳因素；②戴安全套有效者；③局部表皮涂药有效者；④适度饮酒有效者；⑤口服抗抑郁药有效者。

手术方法的要点包括以下几点：分别在阴茎的9点、12点、3点各保留1支阴茎背神经，其余阴茎背神经全部予以切断3~4cm。如果保留的阴茎背神经横径≥1.5mm，应继续向远端分离至阴茎头，阴茎背神经分出3~4支细小分支，属支切断主干保留。

关于该手术的效果，有文献报道称阴茎背神经阻断术治疗原发性早泄患者的有效率达92.4%，手术的并发症主要为局部疼痛和阴茎麻木，局部疼痛的发生率为15.5%，阴茎麻木的发生率为5%。如果一旦不严格掌握手术指征，或不能实施正确的手术方法，可能存在导致永久性勃起功能障碍的风险。

不射精有哪些治疗方法？

不射精的治疗主要有如下几种方法。

1. 营造性交环境

首先要创造一个充满诗情画意和温馨舒适的性交环境，要有一定的情调，不能有任何外来的干扰，更不能担心旁人知悉或窥视。这样男方心情上会相当放松，加上女方情绪的渲染，更能激发出较强的性兴奋。

2. 改变性交时间

绝大多数的夫妇性交都安排在晚间上床入睡之前，实际上经过一天的劳累，人会感觉十分疲乏，从体力而言此时性交，可能有些勉为其难。不妨改变习惯，将性交安排在睡醒一觉后或清晨，此时体力有所恢复，射精的效果或许会再现。

3. 性交前热敷

性交前15~20分钟，男方可对阴茎、阴囊、会阴、两个大腿内侧等部位进行热敷，可以用热毛巾，也可以用热水袋，水温至少60℃~70℃，但也不宜太烫。热敷时间10分钟左右。这样可以让所有的性器官先有所充血，也能让性器官的所有支配神经的兴奋性顿时提高。总之，让性器官尽快进入工作与兴奋状态，因为热敷能在短时间内，十分有效地促进被敷部位的血液循环，以及包括神经在内的所有组织细胞的活跃程度。

4. 调整性交频率

避免性交次数过于频繁，在原来性交次数的基础上，相应减少30%~50%。也可以有意识地节制性交一段时间。这样做有两个好处：一个是由于性交次数的减少，性交时就容易发生射精，因为射精出现的快慢和强弱，与性交间隔时间的长短呈反比关系，间隔时间长，射精出现快与强；间隔时间短，射精出现慢与弱。另一个是既然不射精，让性交减少与停止一个阶段，使得原先建立不射精的神经反射打断一下，使管辖射精的"射精中枢"和所有神经得以休息恢复一段时间，对于恢复正常射精过程有帮助。

5. 加强性交前性诱导

提高丈夫性交前的性兴奋性，对于促进性交时的射精绝对有所帮助。此种性诱导最好由妻子协助进行，重点是刺激丈夫的所有性敏感区域，特别是阴茎、阴囊、大腿内侧、乳头、唇、舌等部位。男子最易引起性兴奋方式是触觉与视觉，上述性敏感区域的抚摸，是重要的触觉刺激。有意识增强丈夫对妻子的视觉性刺激，效果会格外明显。

6. 加强性交动作

为了提高兴趣，可以经常变换性交体位，改变原先惯用的男上位体位，通常转换成女上位、胸膝位或坐位等方式，有时反而会促使射精。性交过程中，尤其是临近射精时，要加强阴茎抽动与摩擦动作的幅度与频率，频率至少每分钟达到40~50次，幅度也要增大。房事中途，妻子还可以同时刺激丈夫的性敏感区域，例如唇、舌、乳头等，提高男方的性兴奋性。

7. 手淫方法

性交前通过自己或妻子的帮助，先手淫一段时间，让阴茎局部先充分地积累性刺激，最好在有射精预感时，再插入阴道正式房事。这种方法对于促进手淫能射精患者效果显著。

8. 电动按摩

对阴茎进行电动按摩以帮助射精，是指采用特制的电动按摩射精器，由电流引起仪器头部振动，在接触阴茎头部和阴茎冠状沟后，可诱发射精。此种方法已经广泛应用于功能性不射精症的治疗，效果不错。也有人将此方法用于器质性不射精症的治疗，效果相对差些。

9. 电刺激诱导射精

是指用电流来直接刺激前列腺和精囊的神经，从而诱导射精或泄精。这并非生理性射精，但可取得器质性不射精患者的精液，用来人工授精。电刺激诱导射精时要注意观察血压，术前要膀胱注入10ml小苏打溶液，碱化尿液，保护精子活力。

电刺激5分钟能完成取精吗？

不能射精的患者可以采用电刺激取精的方法完成取精过程。电刺激诱导射精常用的方法是使用一种手携式直肠探头电射精仪，经由直肠刺激前列腺部位而引起射精。电刺激采精过程耗时4~5分钟，取精结束后再次放入直肠镜以观察直肠内部情况，确认黏膜无损伤；并再行导尿检查尿沉渣有无精子，排除逆行射精。就是说，不能射精的患者，经过药物或其他治疗方法无效后，完全能够采用"电刺激5分钟"的电刺激取精术，成功收集到所需的精液，取出的精液可以用作冷冻保存，从而完成男方生育所需的精子。

电刺激取精流程如下：治疗前患者需要先导尿，用生理盐水冲洗膀胱，再注入20ml碳酸氢钠对尿液进行碱化，保护精子。患者取侧卧姿势，双膝蜷起，臀部空置床边；插入之前，先使用直肠镜观察直肠有无残留粪便和黏膜情况。在探头上涂抹传导性的水质润滑油后，将探头轻置入直肠内，使探头棒可以正好通过肛门括约肌并沿着直肠壁前伸；调整把手方向，使电极10~12点钟处正好抵在靠近前列腺和精囊的直肠黏膜上。此时术者操作电子射精仪，接通电极后，缓慢增加电压，一般主张电刺激强度为0~30V。助手则以挤牛奶样的动作采取精液。直肠内温度以不超过39℃为宜。无精液流出时，可一边注意血压的上升和疼痛情况，一边增加电压继续刺激；发现血压异常立即终止刺激，如果血压升高可降压治疗。也有人主张，在术前舌下含服硝苯地平10~40mg，以防血压突然升高。

不射精如何用药物治疗？

目前，在日常临床工作中，用于治疗不射精的药物十分欠缺，常用的药物有以下几种。

1. 盐酸麻黄碱

它可增强有关射精器官中的肌肉组织力量，并且显著提高管辖射精的有关中枢神经和周围神经的兴奋性，使患者性交时容易射精。通常用量是每次25~50mg，每日3~4次，口服，连用数日；也可在性交前1小时，单次口服50mg。如果连续使用10~14日仍然无效，则停药。高血压、心脏病患者，不宜采用。因为麻黄碱不易买到，可选用复方盐酸伪麻黄碱（新康泰克）服用，性交前1小时服用。

2. 左旋多巴

它能增加人体血液中生长激素与肾上腺素的水平，还能抑制对射精有妨碍的催乳素的水平，有双管齐下的作用，可以达到兴奋大脑皮质的结果，同时提高了控制射精功能的各路神经的兴奋性，对促进射精有一定的帮助。常用剂量为每次0.25g，每日3次，口服，很少有不良反应，严重心血管疾病、青光眼患者禁用。

3. 丙米嗪

是一种抗抑郁药物，能增强人体血液中肾上腺素的作用，提高支配射精的神经系统功能，从而帮助射精。常用剂量为每次25mg，每日2次，口服。高血压、心脏病、肝脏或肾脏功能不佳，以及青光眼患者不宜应用。

4. 苯丙胺

与盐酸麻黄碱的作用相仿，但作用较盐酸麻黄碱更强。常用剂量每次5~10mg，每日1~3次，口服。高血压、冠心病患者忌用。

5. 人绒毛膜促性腺激素（HCG）

这是一种性激素类药物，常用剂量每次2000国际单位，每周2次，肌内注射。对于有些不射精患者具有激发与增强射精的作用。

中医如何治疗不射精？

中医学称不射精为"精闭"。《诸病源候论》曰："丈夫无子者……泄精，精不射出，但聚于阴头，亦无子。"大致可分"肾阳衰微""情志失调""阴虚火旺""心脾两虚""肝经湿热""瘀血阻络"诸型，中医先贤朱丹溪曰："主闭藏者肾也，主疏泄者肝也。"说明肾的开合，肝的疏泄正常，才能保证正常的射精功能。

治疗原则是虚者补之，实者泻之，虚实夹杂，标本兼顾。

（1）属于肾阳衰微的患者表现面色无华，精神萎靡，腰膝酸软，畏寒肢冷，头晕耳鸣，舌淡苔白，脉细沉。治以温肾培元，用熟地、仙灵脾、山药、枸杞子、鹿角胶、怀牛膝、肉苁蓉、菟丝子、蛇床子等，或选用中成药右归丸等。

（2）属于阴虚火旺的患者表现腰膝酸软，面色潮红，心烦易惊，口干舌燥、溲赤便秘，舌质红，脉细数。治以滋阴降火，用知母、黄柏、生地、山药、山萸肉、丹皮、泽泻、云苓、首乌、龟板、鳖甲等，或选用中成药知柏地黄丸或大补阴丸等。

（3）属于情志失调的患者表现情志不畅，胸胁不舒，腰部作胀，矢气频频，嗳气，叹气，苔薄腻，脉细弦。治以疏肝理气，用柴胡、赤芍、枳壳、当归、郁金、青陈皮、香附、路路通等，或选用中成药逍遥丸等。

（4）属于心脾两虚的患者表现心悸神萎，面色无华，纳食不馨，夜寐不宁，苔薄，脉细。治以养心健脾，用党参、当归、黄芪、白术、龙眼肉、枣仁、远志、大枣、菖蒲、鸡血藤、炙甘草等，或选用中成药归脾丸等。

（5）属于肝经湿热的患者表现心烦易怒，胸胁不舒，口苦口干，溲赤便秘，痰扰易惊，苔黄腻，脉弦数。治以清泻湿热，用龙胆草、黄芩、山栀、泽泻、当归、生地、柴胡、车前子、肉苁蓉、王不留行等，或选用中成药龙胆泻肝丸等。

（6）属于瘀血阻络的患者表现面暗神萎，腹胀肢痛，小便不爽，大便干燥，苔薄质暗，脉细涩。治以祛瘀通络，用小茴香、干姜、延胡、当归、川芎、赤芍、川牛膝、蜈蚣、蛇床子、路路通、穿山甲、莪术等，或选用中成药血府逐瘀口服液和龙胆泻肝丸或龙荟丸等。

逆行射精有哪些治疗方法？

现代医学对于逆行射精的治疗，仍然感到非常的棘手。目前临床医师所采用的一些治疗措施十分有限，而且效果也不理想。常见的治疗方法有：

1. 药物治疗

目前还没有治疗逆行射精的"灵丹妙药"，下述几种药物，可以尝试应用。这些药物都是通过刺激膀胱颈部−肾上腺素能受体，增加膀胱颈部的收缩能力，达到防止精液逆向射入膀胱的目的。一般适用于梗阻因素的神经−肌肉控制失常的患者，包括因糖尿病引起逆行射精的患者。这些药物包括如下几种：

米多君：每次5mg，每日3次，口服。

苯丙醇胺：每次8mg，每日2次，口服。

丙米嗪：每次25mg，每日3次，口服；或60mg，性交前6小时，口服。

地昔帕明（去甲丙米嗪）：75~150mg，性交前1~2小时，口服。

麻黄碱：每次25~50mg，每日3次，口服。

酚苄明（苯氧苄胺）：每次5~10mg，每日2次，口服。

苯福林：60mg，性交前1~2小时，口服。

2. 中医中药

祖国医学原无此名，可归属于"白浊"范畴。中医学认为"白浊"多因人的肾气不足，开合失司或湿热下注，致瘀阻不通而逆行，治疗则从虚则补之，实则泻之，痹则通之等方法入手。常用药物有：桂枝、茯苓、川芎、桃仁、红花、丹皮、车前子等。中成药可辨证选用：左归丸、右归丸、桂枝茯苓丸、知柏地黄丸、龙胆泻肝丸等。

3. 治疗原发病

如果患有膀胱结石、尿道结石，应该手术将结石去除。

如果存在尿道瓣膜，必须通过手术加以切除。

如果存在尿道狭窄，也要通过手术将狭窄消除，并且手术后还得定期施行尿道扩张术，防止狭窄复发。

如果单纯性膀胱颈部或后尿道部位有炎性增生和肿胀，则可以施行经尿道电切术，将增生的炎性组织切除。

有人建议，对于逆行射精的病例，不妨定期进行前列腺按摩治疗，前列腺液经常性地顺行从尿道排出体外，有助于治疗逆行射精。

（4）手术治疗

如果膀胱颈部关闭功能严重失调，特别是由于医源性损伤引起者，药物治疗无效，这就需要手术处理。手术重建膀胱颈部肌肉，加强该处肌肉的关闭收缩能力。但是此类手术有一定难度，且效果不完全肯定，有个别手术成功的报道，但真正施行者寥寥无几。

"放血" 能治疗阴茎异常勃起吗？

发生阴茎异常勃起后，必须在24小时内进行处理，使阴茎疲软，而且越早越好。治疗的目的是使勃起的阴茎血循环通畅、阴茎变软，力争恢复正常性功能。一般认为阴茎持续勃起6小时以上，都应积极处理。随着时间延长，纤维化和ED危险性增加。如果异常勃起24小时内消退，ED发生率将明显减少，如超过24小时，多数患者将会产生不同程度的ED。因此，阴茎异常勃起患者应尽早到医院急诊，仔细检查后明确分析发生的原因，并及时处理。针对异常勃起原发病因，阻止原发病对海绵体的持续损伤，减轻疼痛，防止后遗症。

如果病因分析为低流量性异常勃起，持续勃起4~6小时以上者给予保守治疗，如止痛、镇静、局部冷敷、或让双下肢剧烈运动使髂内动脉流量减少。如经上述保守治疗1小时后阴茎仍不疲软者，首选治疗为海绵体抽吸术，"放血"疗法就是用大号针头穿刺把阴茎海绵体内的淤血及时抽吸出来。阴茎海绵体抽吸术同时可以在海绵体内注射一些促进血管收缩的药物，使海绵体动脉血管收缩，不让阴茎组织以外的动脉血液持续不断地进入到海绵体内。药物主要为 α–拟肾上腺素类药，三种 α–拟肾上腺素类药：肾上腺素、去甲肾上腺素和新福林有相似效果。

"放血"疗法的操作如下：首先使用粗针头做阴茎海绵体穿刺海绵体抽血20~60ml，随后注射新福林，5分钟1次，直至异常勃起消退。有报道用稀释 α 拟肾上腺素药溶液进行灌洗。海绵体内注射 α–拟肾上腺素药对低流型异常勃起是最有效的治疗，如果在发病12小时内，治疗几乎100%有效。注射后要密切观察血压情况，尤其老年患者要严防意外。抽去淤血也可给予1∶1000肝素生理盐水溶液反复冲洗。与性活动有关的异常勃起，患者可注射 α–拟肾上腺素药如新福林5分钟1次，直至异常勃起消退。如果与性活动无关，使用抗雄激素或促性腺激素释放激素，抑制阴茎在睡眠过程中勃起，能有效防止复发。尽管镰状细胞病患者可有高流型异常勃起，但绝大多数仍为低流型，因此确诊后除了快速输入盐水进行水化作用、吸氧提高血氧饱和度、输入碱性液体改善酸性环境外，也需要尽可能早地实行阴茎海绵体灌洗和注射治疗。

"分流""阻塞"疗法如何治疗阴茎异常勃起？

当低流量型阴茎异常勃起经过"放血"疗法无效后，需要尽早采用"分流"的手术治疗方法。手术治疗的目的是分流海绵窦内的血液，提高海绵体动脉–海绵窦间的压力梯度，恢复正常的海绵体动脉血液灌注，防止海绵体组织进一步的缺血性损害。常用分流手术方式包括：阴茎海绵体与尿道海绵体分流术、大隐静脉与阴茎海绵体分流术、阴茎头与阴茎体分流术、阴茎海绵体与阴茎背深或浅静脉分流术等。接受充分的分流手术后，勃起的阴茎大多数会立即疲软下去，分流手术后的勃起功能恢复情况与治疗的早晚有关，如果分流治疗不及时，已经造成海绵体纤维化，则可能术后有不同程度的勃起功能障碍。少部分经过分流手术后仍然持续勃起，这时要考虑存在合并有动脉瘘的情况，需要采用血管"阻塞"治疗。

　　如果明确为高流量型阴茎异常勃起，可以尽早采用血管"阻塞"治疗，及时封堵破裂的动脉血管。早期冰敷可引起血管痉挛和破裂动脉自发血栓形成，大多数迟发海绵体动脉破裂病例不能自发消退，阴部内动脉栓塞通常需要做动脉造影。动脉性阴茎异常勃起多与外伤有关，当保守治疗无效时，尽早选择阴部内动脉栓塞治疗，选择性阻断损伤导致的阴茎海绵体动脉瘘。介入栓塞手术需要在放射科医师协助下，从下肢血管插入一根导管，注入造影剂，在供应阴茎动脉的众多血管中，明确找到破裂的血管，然后注入专门的血管栓塞药物，从而达到对血管瘘口的定点阻塞。定点阻塞后不会影响其他阴茎血管的血流供应，只是造成阴茎局部的血流不足，可能会对局部阴茎勃起的硬度有影响，但不会导致整个勃起功能障碍。

预防保健篇

如何积累幸福指数，享受男性健康？

男科学是研究男性生殖系统的科学，其不但涉及到生殖医学、生殖内分泌学、遗传学、伦理学，而且重点研究男性健康，并不仅仅是讨论男科疾病问题。男性健康与否直接关系到千家万户的家庭幸福，同时也是和谐生活的重要基础。因此，男性朋友们可以设想一下，不断积累自己的幸福指数，这个指数由财产、健康与感情分别组成。

现代人物质生活相对较以前丰富优越，除了财产是必需的以外，健康已被大家提上了最重要的议事日程，给自己建立规范有序的健康档案，以便随时可以观察和知晓身体的变化，做到防患于未然。何谓感情呢？就是每一位家庭成员或每一对夫妻每天尽量抽出空闲时间，进行一些感情的交流与沟通，学会向对方倾诉与表达爱意，只有这样，感情才会升华，给夫妻生活带来愉悦，给健康带来好处。在自己个人账户里，争取做一个幸福健康又感情满溢的"百万富翁"。

因此，一项完美的男性健康计划至少需要这样几点：交流、交友、帮助、唱歌、旅游、聚会、运动和体检。以上八点看似简单，真正要做到做好呢，还需持之以恒。

其中"交流"和"交友是相辅相成，分列前2位。正常的沟通，良好的人际关系，和谐的工作环境，平日里同事或朋友间互相倾诉，一起敞开心扉，这也是对健康十分有利的一个重要因素。

第三，生活中少不了互相"帮助"，经常力所能及去帮助一些需要帮助的人。如生活中，总可能遇到某些朋友需要我们伸出援助之手，或雪中送炭，或锦上添花。我们作为医生，每当看到一个个的患者通过我们精心的治疗和不懈的努力，他们原本紧锁的眉头舒展了，他们渴望成为父母的愿望实现了。其实在帮助他人获得幸福的同时，也回报了自己，产生的一种成就感与满足感所带来的愉悦，与给自身健康带来的好处有着密不可分的关联。常言道：赠人玫瑰，手有余香。只要人人都献出一点爱，让世界变成美好的乐园。

第四，"歌唱"是指每天选择一首自己欣赏的快乐歌，每天化半小时浸润在幸福的声乐中，这份幸福与快乐，会让自己放松起来，而敞开心扉，欣赏美丽，积累幸福指数。第五与第六是旅游与聚会。走出原来的环境，欣赏大自然的美丽，看看不一样的风景。而朋友与兄弟的聚会，更是心理相逢。

第七是运动，每天运动中快乐，每天花上1个小时，让自己出出汗，心率上升到达100次以上，这就是运动快乐。第八是常规体检，每年简单的查体，及时发现健康隐患。

总之，让自己的男性健康幸福指数每天不断增加，通过增加感情与健康投入，让幸福指数越来越高。

如何开启男性健康的幸福账户？

现代男性承受了巨大压力，社会要求男性就得像泰山般屹立不倒，要苦心经营家庭，要参与孩子教育，要努力大拼事业，所以男性爱妻子、爱孩子、爱事业，但有时恰恰不会爱自己。试问您：年轻时知道自己的身心是否健康吗？知道自己精子是否健康吗？中年时，是否知道应该拥有健康生活之余享受性健康？迎接自己40岁生日时是否会惶恐不安，认为到了青春终止的尴尬境地而抑郁寡欢？男性随着体内雄激素的减少是否会精力下降？是否也有更年期、"自相矛盾的不应期"？老年时，是否知道该如何保持前列腺健康？如何才能不罹患前列腺肿瘤？

所有问题的核心都直指不同时期的男性健康，男性在如此高压态势下要时刻保持身心健康，实属不易。专家支招，男性健康从幸福账户开始，不断投入，不断累积幸福指数。不断把各种快乐存入幸福账户。古语有言，人生有四喜：久旱逢甘霖、他乡遇故知、金榜题名时、洞房花烛夜。这实际上是开启幸福账户的金钥匙。

第一，久旱逢甘霖，讲得是天时与地理，也可以说是国运。人生天地间，总是生活在特定社会环境中。要学会从国家兴旺发达的盛世年华中，体验幸福与快乐。通过国家每一次的重大成就，体验作为中华儿女的幸福自豪。这种心情类似大旱之年，普降甘露。比如为我国每一次航天发射成功而欢呼，为奥运健儿驰骋赛场，争金夺银，而欣喜若狂。要学会把这种大欢乐，存入自己的幸福账户。

第二，"他乡遇故知"，讲得是友情。人生总离不开朋友，而每天能够为结交新朋而欣慰，每每为老友的成绩而快乐。每一周化半小时与多年的老朋友交流交流，分享离别的思念，为老友的成绩而快乐幸福。与新朋老友的交流，这是幸福的第二层来源。

第三，"金榜题名时"，说的是事业。人总要有自己喜欢的事情，不论其大小。俗话说，三百六十行，行行出状元。每个人找到自己倾心的"金榜"，每天努力进取，这个过程本身是多么快乐。把每天取得的成绩，纳入自己的幸福账户。这是健康幸福另一层境界。

第四，"洞房花烛夜"讨论的是亲情。不只是男欢女爱，更多是在父母的呵护下，儿女绕膝，这份家庭的欢愉。我们如果身在外地，要努力经营自己的小家庭，让她每天充满喜悦与笑声。身在异乡，也勿忘与父母或祖辈通通电话聊聊天。亲情容纳包容，体验这份爱，存储这份情。

男性朋友只有每天为国家的进步而快乐骄傲，这是幸福的大账户。为友情账户每天储存与交流，享受友谊地久天长。为事业的每一点进步而欢欣鼓舞，让自己工作事业的账户不断增添新快乐。最后不要忘记亲情，这是我们幸福的港湾。开启这四本幸福账户，定期向这四本幸福账户存入健康，最后才能收获美满的生活和满意的人生。

随心所欲享受性健康需要过哪三关？

随心所欲是一种追求与渴望。当性功能障碍发生，"随心所欲"成了奢望。

人生的快乐有许多种，"随心所欲"的境界有时是可望而不可及。对于性健康而言，只有完整闯过性欲、勃起与正常射精这个三关，才能享受性快乐，体验性健康。性欲的减弱、勃起不能随心而至，或过早射精或不射精，都让男性朋友斯文扫地。如何能够克服性功能障碍？谨提供几招，闯过三关。

随心·所欲第一关

性欲异常发生率高于勃起功能障碍与射精异常。有统计表明，随着年龄增加，性欲若明显下降，直接导致勃起都无法产生。对性欲异常朋友而言，首先检查性激素，排除雄激素过低或泌乳素过高。临床注意人体泌乳素波动非常大，不要偶然升高，即当作高泌乳素血症。对明显升高，高于正常值2倍以上时，要CT或核磁共振成像排除泌乳素瘤。如果年龄在40岁以上，性欲下降，伴有夜间勃起或晨间勃起下降，要考虑男性更年期，服用雄激素应该考虑。最关键的是排除身体其他疾病，如糖尿病、肝肾疾病等等。提高性欲的关键，在于每天积累幸福指数，如运动与歌唱，我的临床经验表明，这是一个好方法。尤其心态调整，对夫妻双方进行性生活指导，效果会更好。最关键的要把性接触做为重点，如主动与妻子的交流，尤其爱的交流，通过手的温柔体贴，语言的爱抚，这是产生性的关键。

闯过性欲第一关，雄激素的正确使用与性接触是关键。

随心·所欲第二关

勃起功能障碍的发生与年龄密切相关。当年龄在40~70岁时，50%男性会发生勃起问题。而刚开始有性接触时，发生勃起功能障碍的比例也相当高。我们现在对勃起功能障碍的发生，可以用简单方法，进行自我诊断。

服用3次西地那非或他达拉非，1~2小时后，经性刺激后，观察有无阴茎勃起的发生，如果勃起能够维持8~10分钟，表明无重大器质性疾病，大多属于焦虑或缺乏性交流，而导致阴茎内一氧化氮合成减少，无法诱导勃起。当服用药物无效，表明患者有比较严重的勃起功能障碍，可分为血管性勃起障碍、神经性勃起障碍、内分泌性勃起障碍或全身疾病如糖尿病、高血压等引起的勃起问题。服用药物有效时，可以每天服用小剂量西地那非一次。在药物帮助下，成功10次性生活以上时，50%以上患者不再需要任何药物。因为每次成功，给患者带来信心。要敢于表达爱，敢于接受爱。

药物治疗无效时，可选择前列腺素E_1进行阴茎海绵体注射，每周1次，每次10μg。患者可自己学习，掌握这项自我注射技术。如果口服药物、注射药物也没有取得效果，可以考虑行阴茎支撑体或阴茎假体手术治疗。

随心·所欲第三关

射精过快，女方没有达到性高潮，这是必须面对的现实。或每次有勃起，但无论如何性交运动，均不能产生射精感觉，这是不射精症；或有射精感觉，但来得太早，而女方却还没有性高潮。如刚接触女性，射精即发生，这就是我们常说的早泄。也有患者表现为，性生活时勃起正常，有射精感，但无精液射出，这称为不射精症。

要克服射精异常，我们有几招应对，可以采取性交前安抚，必要时对女方加强性刺激，促进女方性高潮到来。目前有专门治疗早泄的药物，经过联合使用，可以使50%~60%患者早泄明显好转或治愈。配合外用药物，如利多卡因胶浆外用，必要时配合使用避孕套，以降低性敏感。而每天淋浴时，诱导阴茎处于勃起状态，使其能够耐受阴茎刺激，提高射精阈值。治疗不射精症，目前方法比较少，但性指导可以使50%患者治愈，配合电刺激诱导射精，取精成功率大于80%。

对于疑难早泄者，我们在显微镜下选择高位部分背神经切断术，可对10%~20%用药无效者，取得疗效。但手术必须谨慎，在充分药物治疗或性生活指导失败后，作为一种补救方法。在尊重患者充分知情同意时，可以考虑高选择性阴茎背神经手术。

达芬奇在几百年前，曾经说过，阴茎本身有其自己的心灵，我们必须遵守阴茎自己的愿望。仔细分析或解读达芬奇的思想，我们理解到：性欲正常，诱导阴茎勃起、维持勃起至射精。这整个过程，其核心是夫妻之间心灵的碰撞，心灵的亲吻与拥抱，进而带来肉体的接触，才是诱导勃起、促进性欲的关键。

我们呼吁：没有实现随心所欲的男性朋友，要通过心态的调适，仔细体验每天的快乐与健康，并积累幸福指数。尤其要发挥灵巧的双手，潮湿性感的嘴，让其表达爱，欣赏爱，当幸福的指数不断升高，性爱的感觉就将打开，随心所欲的境界就要到达。这正是阴茎自己的心灵，爱需要表达，爱需要充分的欣赏与接触。

勃起异常有哪些治疗方法？

大多数男性在一生中总会或多或少受到勃起问题的困扰，有部分男性甚至在年轻时就深受勃起障碍之苦。尽管勃起功能障碍会影响各个年龄段的男性，但是其随着年龄增长更加明显。

勃起功能障碍同样与生理因素密切相关，夫妻关系不和、新婚期夫妻双方羞涩等等都可引起勃起功能障碍，对于这类情况，需要解开男女双方的心结，指导性生活，让双方都以一种愉悦的心情去接受新生活往往即可化解这个问题，必要时可以配合口服促进勃起的药物。

对于心理疏导无法解决的勃起功能问题，我们有"三板斧"来搞定它。首先，服用西地那非或他达拉非等助勃起的药物，在性生活1~2小时前服用，经充分的性刺激后，阴茎可以维持有效勃起，帮助完成性生活；若效果不佳，可服药加量。若服用药物有效，可以每天服用小剂量他达拉非，在药物帮助下，成功10次性生活以上时，50%以上患者不再需要任何药物。使用药物无效时可以选择负压吸引或低能量冲击波治疗，规范规律长期使用，能够改善血管内皮功能，提高勃起功能。其次，以上治疗无效时，可选择前列腺素 E1 进行阴茎海绵体注射，每周 1 次，每次 10 μg。患者可自己学习，掌握这项自我注射技术。最后，以上方法都无效时，表明患者有比较严重的勃起障碍，可以考虑阴茎支撑体植入手术治疗。

总之，获得有效勃起的关键，在于树立信心，正确认识性，敢于表达爱，以愉悦的心情去接受性；同时在必要时服用或注射助勃药物雄激素，能够帮助男性闯过勃起关。

射精异常有哪些治疗方法？

有些男性患者发现，他们要么在强烈的性刺激后无法达到性高潮，要么未达到自己或性伴侣的期望就过快地达到性高潮，这些都属于射精障碍。

对于延迟射精或不射精，目前治疗方法比较少，可以指导患者自慰，通过这样的训练，使患者接受更强烈的性刺激，激发更高水平的性心理唤起，最终在满意的性体验范围内达到性高潮，50% 患者经性指导可以治愈。继发性延迟射精的患者通过规范的阴茎震动刺激治疗可以提供足够的刺激强度恢复其到达性高潮的能力。对性指导无效的有生育需求的患者，可配合电刺激诱导射精，取精成功率大于 80%。在以上疗法均无效时，可以选择睾丸取精术，取精成功后做试管婴儿。

射精过快，或刚接触女性，射精即发生，女方没有达到性高潮，双方对性生活都不满意，这就是我们常说的早泄。要克服射精过快，也可以进行性生活训练，一是可以采取性生活前的爱抚，必要时加强对女方的性刺激，促进女方性高潮到来；二是可以在感到快要射精时停止活动，甚至将阴茎抽出体外，待刺激消退后再尝试性生活，部分男性反复训练后可延长射精。另外，使用避孕套可以降低龟头敏感性，延长性生活时间，也不失为一种好的方法。目前还有专门治疗早泄的药物（如达泊西汀），在性生活前服用，对多数人有效，规范长期治疗后可以停药。除此之外还有 PDE-5 抑制剂（如西地那非、他达拉非等）、局麻药（如利多卡因胶浆）等药物，也有一定的治疗效果。对于疑难早泄者，我们在显微镜下选择高位部分背神经切断术，可对10%~20%用药无效者，取得疗效。但手术必须谨慎，在规范的性生活指导和药物治疗失败后，作为一种补救方法。

为什么说规律性生活有益于健康？

人类健康的最核心基石是生殖健康，与性健康息息相关。性生活的本质活动之一是两情相悦之时的性接触。当人类走出非洲，生活在当今社会，性生活已经从最基本的生殖活动，演变为性与生殖的分离。即性生活并不单纯是为了生育，性生活逐渐成为健康的重要标志，而且规律性生活有益健康。

事实胜于雄辩。2005年开展流行病学研究 Global Better Sex Survey，GBSS），调查了全球27个国家，年龄在25~74岁的12，563名性活跃的男性和女性。 2008年在13个亚太国家和地区，对3，957名性活跃的男性和女性开展流行病学调查（Asia-Pacific Sexual Health and Overall Wellness，APSHOW）。两项调查结果提示：性生活满意度与整体健康满意度相关。这两项研究表明，患者性生活满意的患者，其整体健康满意度也非常好。这提示我们，合理规律的性生活是健康的重要活动之一。这项调查结果说明规律的性生活有益健康，主要有下列原因。

第一、可以增加性伴侣之间的情感交流，降低焦虑，舒缓心情。性生活时，男女双方尽情表达双方的爱意，充分的性感交流，在体验性快感的同时，感情得以宣泄。

第二、性生活有益于调节生殖内分泌激素。在性爱期间，特别是性高潮和射精前，男性体内自然释放脱氧雄甾酮的雄性激素是平时的3~5倍，这对于男性维持精力、保持体格强健很有帮助。因为性生活时，不但阴茎明显充血勃起，而且睾丸也供血增加，体积增大，代谢旺盛。

第三、规律性生活可以保护前列腺功能。若男性长期无性生活，陈旧的前列腺液会堆积在前列腺中；但是性生活过频，则使阴茎慢性充血，导致前列腺肿大，易患慢性前列腺炎，可是适度、规律很重要；有规律的性生活可以促进新陈代谢，减轻体重；增加睾酮的分泌，强壮骨骼和肌肉，让男性达到锻炼身体，全面健身的作用。

第四、规律性生活，有利于锻炼心肺功能。有研究发现，一次性生活期间，对男女体力的消耗，相当于徒步爬楼梯三至五层，心率呼吸增加至平时的50%以上。性生活开始有副交感神经兴奋，逐渐达到交感神经兴奋，同时伴有皮肤血管扩张，汗液分泌。

第五、规律性生活，有助于生育健康子代。精液通过射精定期排泄，有利于保持精子的受精功能与运动功能。大于七天以上的禁欲，会使精子运动功能下降，凋亡增加。而女性定期性生活，有利于生殖内分泌功能的维持，可以增加定期的排卵功能，包括修复子宫内膜。

对于规律性生活泌尿男科专家建议，每周2~3次规律且令人满意的性生活，还可带来以下益处：减少心脏病的发生，减少抑郁的发生，缓解疼痛，增强免疫力，更少感冒，改善嗅觉、强健牙齿，更好的控制膀胱功能等。

勃起功能障碍可以预防吗？

由于多数中老年男性ED与动脉粥样硬化、高血压、糖尿病等相关，因此，ED的预防与心脑血管疾病的防治是统一及互利的。此外，需兼顾勃起功能与社会心理、神经、内分泌、泌尿生殖疾病和创伤等多种因素关系密切的特点。ED的预防措施中，发现和治疗可纠正的病因，改善生活习惯，控制ED相关危险因素最为重要。对于有ED危险因素但勃起功能正常的男性，控制危险因素，降低发生ED的可能性；对于勃起功能减退的男性，早期干预，恢复和保护勃起功能；对于勃起功能障碍的男性，积极治疗，达到勃起功能的康复，提高性生活质量。ED的预防与治疗是一个整体，应根据个体化的原则，采取综合措施。重视对男性人群及ED患者的相关宣教，针对ED危险因素，采取早期干预。

具体的预防措施包括：①戒烟，体育锻炼和减轻体重，低脂肪高纤维素饮食。②控制伴随疾病，如冠心病、高血压、糖尿病、高脂血症、代谢综合征等。③规律的性生活有助于改善勃起功能。④使用PDE5抑制剂如西地那非早期治疗轻度ED。⑤因直肠癌、前列腺癌等行盆腔器官根治性切除术或放疗后的患者，ED预防有积极意义。根治性前列腺切除术中保留双侧勃起神经，手术后或根治性放疗后早期每日小剂量持续应用西地那非或真空负压装置，能够有效预防ED，促进勃起功能的康复。

勃起功能障碍患者应吃些什么？

勃起功能障碍绝大多数为功能性的，少数为器质性原因。在采用心理治疗、药物治疗和其他综合治疗手段时，还应注意饮食调理，尽量使人体的神经、血管功能和内分泌功能调整到有益于勃起功能的状态。

（1）多食优质蛋白质：优质蛋白质主要是指各种动物性食物，如鸡、鸭、鱼、瘦肉、蛋类，可提供人产生精子所需要的各种氨基酸。一些动物性食品本身就含有一些性激素，有利于提高男女性欲及精液、精子的生成。

（2）适当摄入脂肪：男性由于必需脂肪酸摄入减少，精子生成受到限制，不仅性欲下降，还会导致不育。因此，如果男性的体重指数不高，可以适当摄入脂肪。

（3）补充维生素和微量元素：大量的研究资料证明，维生素A和E与维持性功能并延缓衰老有关。它们在促进睾丸发育、增加精子的生成并提高其活力等方面具有决定性作用。维生素C对性功能的恢复也有积极作用，多吃鲜枣、山楂、青椒、苹果和西红柿等果蔬十分有益。

（4）中医食补：祖国医学重视从饮食上调理这类疾病，认为麻雀、核桃、狗肉、虾等，具有扶阳补肾固精之功效，性功能障碍患者不妨多食用这类食物。另外，对损精伤阳、不利于性功能的食物应慎用，例如粗棉籽油、猪脑、羊脑、兔肉、黑木耳、冬瓜、菱角、杏仁等不宜多吃。

性功能障碍可以选择哪些"特色菜谱"？

民间有"药补不如食补"之说，《内经》曰："虚者补之"，《金匮要略》中："所食之味，有与病相宜，有与身为害，若得宜则益体，害则成疾。"因人、因地、因时制宜，是中医治疗学原则，也是食疗原则。食品中肉、禽、乳、蛋皆可益肾，海味中的干贝、牡蛎、淡菜、虾、鳖、海参、鲍鱼均是补肾佳品。羊肉、狗肉较热，兔肉、马肉、水牛肉偏凉，鹿肉、黄牛肉偏温，猪肉、驴肉性平。桑椹、芝麻、栗子、核桃、莲子等干鲜果品既可补肾，性亦平和，也可煮粥熬膏食用。亦可稍加药物，如枸杞、当归、地黄、麦冬、山药、茯苓、首乌、苁蓉等，可煮粥炖肉或制成糕点。下面介绍几种民间常用有益于性功能的菜谱。

川断杜仲煲猪尾：川断15g，杜仲15g（布包），猪尾1~2根，去毛洗净。加水、姜、料酒、酱油，武火煮沸，文火炖至猪尾烂；加盐少许。食猪尾饮汤，一次服完。每周1次，连用1个月。能补肾气兴阳道，用于肾虚阳痿。

当归牛尾汤：当归30g，牛尾1条，盐少许。将牛尾去毛洗净，切成小段，与当归同锅加水煮，后下调料，饮汤吃牛尾。用于肾虚阳痿。

韭菜炒虾米：韭菜150g，鲜虾50g，炒熟佐膳或酒，每周2~3次，连食4周。用于命门火衰阳痿。

附片炖狗肉：熟附片30g，生姜150g，狗肉1000g，葱蒜适量。先煎熬附片1小时，然后放入狗肉、生姜、葱蒜，一同下锅炖烂，可分多次服食。用于阳虚的阳痿。

黄芪杞子炖子鸽：北芪30g，柏子30g，子鸽1只。鸽子用水溺死，烫去毛及内脏，加水，三物同煮至鸽肉熟，调味食鸽肉、杞子，饮汤。每周2次，连服3周。适用于心脾两亏的阳痿。

龙眼山药粥：龙眼肉5枚，淮山药50g，粳米50g，早上煮粥吃。10天为一个疗程，停5天后再食，一般用3个疗程。用于心脾两亏的阳痿。

虾米煨羊肉：白羊肉250g（去脂膜，切成小块），虾米25g，生姜5片，加水煮至肉熟，分3次服完。每周制作一次，连服4周，有温肾壮阳之功。适用于平素怕冷体质的阳痿。

香附米炖猪尾：香附米20g，猪尾2根去毛洗净，加水同煮，沸后用文火炖至尾烂，弃香附米，加调味品调味，连汤服食，连续2~3次。有行气解郁，振奋阳道的作用。适用于情志因素造成的阳痿。

另外，民间有生食大葱有利于勃起的说法。据研究，大葱生吃，可促进海绵体勃起。

以下菜谱对早泄有帮助。

山药桂圆炖甲鱼：怀山药20g，桂圆肉15~20g，甲鱼1只。先用滚水烫甲鱼，使其排尿，再切开洗净，掏去内脏，然后将甲鱼肉、甲鱼壳、怀山药、桂圆肉一起放入炖盅内，加水适量，隔水炖熟食用。吃肉喝汤，每周炖1次。

泥鳅炖豆腐：泥鳅500g，豆腐250g。泥鳅去鳃肠内脏，洗净放大锅中，加食盐少许及适量水，料酒，清炖至五成熟，加入豆腐，再炖至泥鳅熟烂即可，吃泥鳅和豆腐，并饮汤。

保持性健康可以选择哪些运动方式？

古人云"食色，性也"。食，是为了自身的生存；性，是为了人类的繁衍生息。在我们目前已经解决了温饱问题后，对性的重视也日益提上日程，俗话说，生命在于运动，如何通过运动来提高男性的性健康呢？以下两种运动方式对于促进男性性健康有良好的效果。

首先是提肛运动。通过提肛运动可以提高肛门尿道周围肌肉的力量，增加控制射精的能力，预防早泄，增加射精的力量，增进快感的作用。具体方式如下：提肛锻炼可以分成坐位，立位，卧位进行，收紧臀部及大腿肌肉，吸气收缩肛门，保持3~5秒后放松，重复相同动作30~50次为一组，每天做3~5组。一般如果能持续坚持3~6个月的锻炼后，自身可以感受到明显作用。

第二是四肢及腹部肌肉的锻炼。因为性生活中需要变换多种姿势，腹部及四肢的肌肉都起到重要的作用，我们通过慢跑，深蹲加强下肢肌肉力量，通过举杠铃提高上肢肌肉，通过伏地挺身加强腹部肌肉力量。锻炼的强度因人而异，最佳的运动强度计算公式参考：每分钟心率＝170－年龄。一般来说，只需要中等强度即可，也就是有适度出汗，肌肉有略微酸胀的感觉。如果能达到上述运动强度的标准，说明是有效的运动量。如果从一开始锻炼无法达到这些标准，也可以根据自身情况，逐渐达到这个目标。

通过以上锻炼，循序渐进，可以逐步增加对性的控制力，增强对性的自信力，从而获得满意的性生活。

守护男性健康，如何自我心理按摩？

作为一个男性，努力工作，照顾家庭，身心常常处于一个紧张而又疲惫的状态。男人对付它的办法包括加快午餐时间、咬指甲、晚起床、休息几天、强制性地吃饭、喝酒和抽烟，甚至服药。与工作相关的紧张，造成效率工作减低。实际上，人们已认识到，工作环境所造成的长期紧张是今天最严重的健康障碍之一。与工作紧张相关的医学问题，包括高血压、胃炎、抑郁症、结肠炎和心血管疾病，还有常见的肥胖症和酒精中毒。从长远观点看，工作紧张会导致男性健康的全面崩溃。早期出现的症状为精神倦怠，体质下降，动辄生气发怒和抑郁沮丧。到了晚期，病入膏肓，男人在情绪上则陷入极度的悲观中，完全失去了自信。因此，处于现代社会的男性，需要采用一些措施来守护自身的健康。怎样来守护男性的健康呢？补充"精神维他命"持续自身心理按摩对于一个男性的健康来说至关重要。

首先，最为重要的"精神维他命"是爱。爱有十分丰富的内涵，不单指情爱，还包括关怀、安慰、鼓励、奖赏、赞扬、信任、帮助和支持等。童年时期主要是父母之爱，童年是培养人心理健康的关键时期，在这个阶段若得不到充足和正确的父母之爱，就将影响其一生的心理健康发育，很多成年人的心理障碍都与童年缺少父母之爱有关。少年时期则增加了伙伴和师长之爱。中青年时期的情侣和夫妻之爱尤为重要，另外，中年人社会责任重大，同事、亲朋和子女之爱也不可缺少，它们会使青年人在事业家庭上倍添信心和动力，让生活充满欢乐和温暖。一个人如果长期得不到别人尤其是自己亲人的爱，心理会出现不平衡，进而产生障碍或疾患。

第二种重要的"精神维他命"是宣泄和疏导。无论是转移回避还是设法自慰，都只能暂时缓解心理矛盾，求得表面上的心理平衡，治的只是标，而适度的宣泄具有治本的作用，当然这种宣泄应当是良性的，以不损害他人、不危害社会为原则，否则会恶性循环，带来更多的不快。比如，当你心情压抑时，可以到健身会所打拳击，把不快发泄在沙袋上，或者把不顺心的事对亲人和好友诉说，把心里的不快倒出来，这就是宣泄。心理负担若长期得不到宣泄或疏导，长久积压在内心，最终会导致心理障碍疾病。

第三，善意和讲究策略的批评，也是重要的"精神维他命"。它会帮助人们明辨是非，改正错误，进而不断完善自己。一个人如果长期得不到正确的批评，势必会滋长骄傲自满的毛病，固执、傲慢、自以为是等，这些都是心理不健康发展的表现，但是，过于苛刻的批评和伤害自尊的指责会使人产生逆反心理，严重的会使人自暴自弃、脱离集体，直至难以自拔。所以，遇到这种"心理病毒"时，就应提高警惕，增强心理免疫能力，我们平时应多亲近有知识、有德行、值得信赖的人，这样就比较容易获得这种健康的"维他命"。

第四，坚强的信念与理想也是重要的"精神维他命"。信念与理想的力量是惊人的，它对于心理的作用尤为重要，在生命的旅途中，我们常常会遭遇各种挫折和失败，会陷入到某些意想不到的困境，这时，信念和理想犹如心理的平衡器，它能帮助人们保持平稳的心态，度过坎坷与挫折，防止偏离人生轨道，进入心里暗区。

最后，宽容也是心理健康不可缺少的"精神维他命"。人生百态，万事万物难免都能顺心如意，无名火与萎靡颓废常相伴而生，宽容是脱离种种烦扰，减轻心理压力的法宝。但宽容并不是逃避，他是豁达与睿智的。

为了男性的健康，建议您从改变自己开始，在生活中，温和冷静，情绪有所克制，与人为善，不与人争的人精神生活更为健康。自由乐观开朗的性格比消极、悲观、狭隘的性格更有利于精神健康。多到户外运动，多与朋友交流，多与外界接触，让自己的生活多些阳光，心胸开朗豁达些。

如何找一个靠谱的男科医生？

在男科门诊经常会遇上这样的患者，就是在各种民营的专科医院治疗后，因为费用或治疗问题转来正规医院治疗的患者。为啥他们会去民营医院治疗呢，大多数人都是怕羞，怕在医院里见到熟人，同时在网上、报纸、杂志上看到各种广告而去的。那如何找到一个好的男科医生呢？

首先，有了男性健康问题，不能讳疾忌医，应该找正规医院内的男科医生治疗，可以通过当地的市/县医院的官网进行查询，找到男性专科医生进行治疗。如果没有男性专科医生，可以找医院的泌尿外科医生进行治疗。

其次，可以通过亲戚、朋友介绍。一般可以和介绍的医生事先约定具体时间，在约定的地点进行较私密和深入的探讨。也可以直接去所介绍的医生所在的医院就诊，这样可以避免不少就诊可能走的弯路。经过这样的途径，可以得到比较理想的结果。